超
かんたんヨガ
で若返りが止まらない！

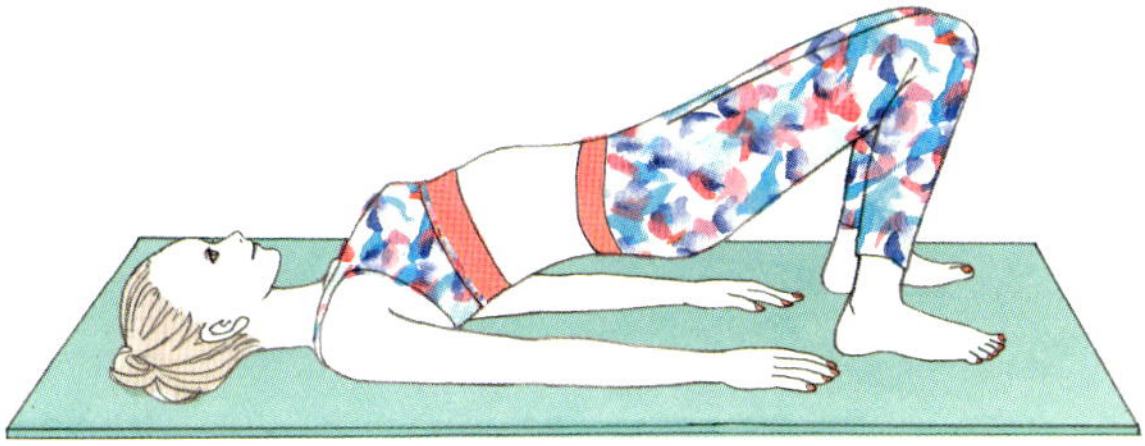

高尾美穂
産婦人科医・ヨガドクター

世界文化社

Prologue

老けたくないなら骨盤底筋を鍛えなさい！

この本を手に取っていただき、ありがとうございます。

私は産婦人科専門医で、婦人科スポーツドクターの高尾美穂です。女性専門のクリニックの副院長として、日々、婦人科健康診断や外来医療に携わっています。

他方、ヨガ講師として、ヨガの指導者を育成する講座も開いています。

医療の現場で診療を続けながらヨガ講師でもあるというのは、ちょっと変わり種かもしれません。生徒さんたちのなかには、私を〝ヨガドクター〟と呼ぶ人もいます。

診療を通じ、女性の体を知れば知るほど、女性に対しての医療は、臓器や細胞といった「部分」で健康を診断する西洋医学だけですべての悩みが解決されるわけではないという考えが深まるようになりました。東洋医学やヨガなどのように、**「全体」の流れや調和を重視する視点が必要不可欠**であることを、日々、実感しています。

さて、そんな立場の私が、「女性がよりよく歳を重ねていくためには、何をするべきですか？」と問われたら、迷わずにこう答えます。

「老けたくないなら、骨盤底筋《こつばんていきん》を鍛えなさい！」

骨盤底筋とは、文字どおり骨盤の底にある筋肉群。子宮をはじめとする内臓を支える役割があり、また、女性の健康とあなたらしさを支えてくれる存在でもあります。

ところが、骨盤底筋を自分で意識するのは意外と大変。

この本では、骨盤底筋を効率よく、かつ確実に鍛えるヨガをお伝えしています。しかも、だれでもできる「超かんたん」なポーズを厳選しました。

1日5分の習慣にすれば、忙しくて時間がないあなたも、運動嫌いでズボラなあなたも、若返りと健康が止まらなくなるはず！

年齢を重ねてますます美しく、健やかに。頑張っている現代女性たちへ、そんなお手伝いができたら幸いです。

産婦人科医・ヨガドクター
高尾美穂

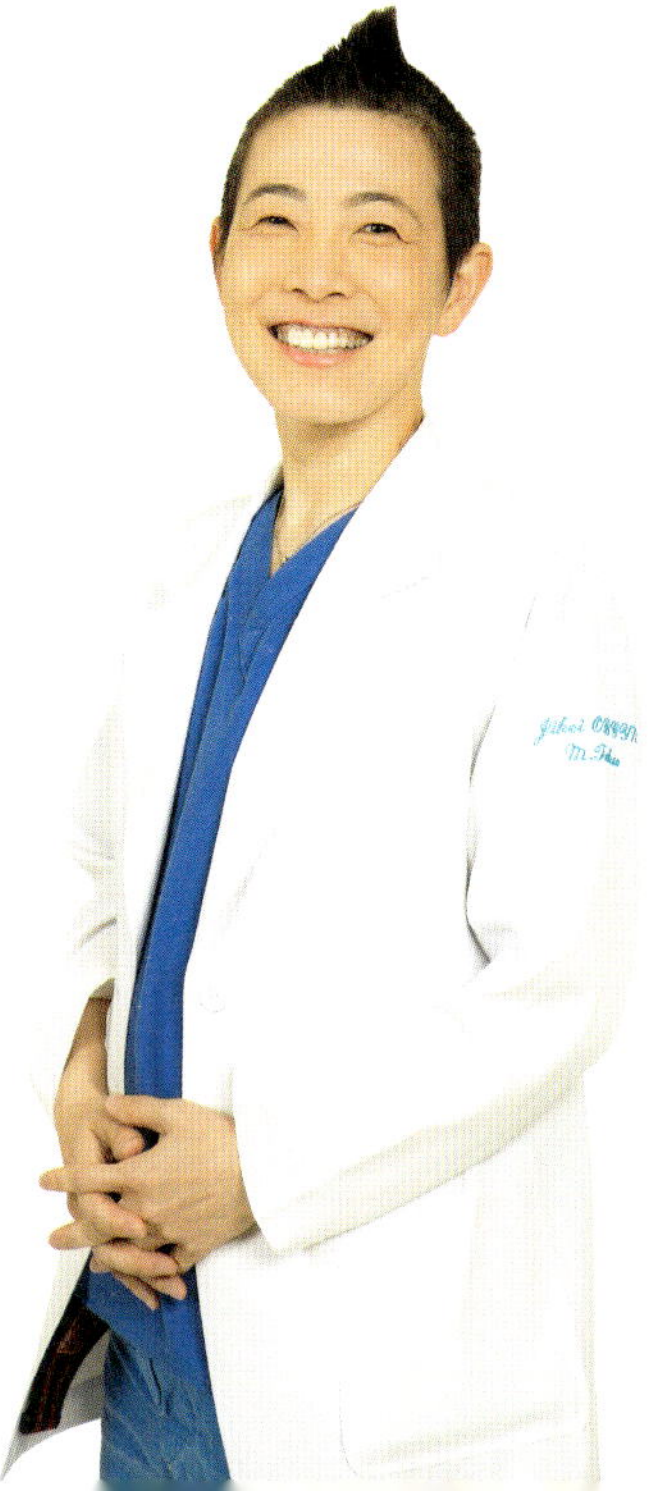

骨盤底筋ってどこですか？

「骨盤底筋」という言葉を、聞いたことはあっても、どこにあるのか意識することは難しいかもしれません。骨盤底筋はその名のとおり、骨盤の底にある筋肉で、**ハンモックのような形をして子宮や膀胱《ぼうこう》、直腸など、大事な内臓を支えています**。薄い筋肉が重なり合っているため、「骨盤底筋群」と呼ばれることもあります。

呼吸をサポートする「横隔膜《おうかくまく》」や、肋骨《ろっこつ》下から骨盤にかけてベルト状におなかを覆っている「腹横筋《ふくおうきん》」、背中の深部で姿勢を安定させている「多裂筋《たれつきん》」と一緒に、インナーユニットとして体の深層で体幹を支えるほか、お尻の筋肉「大臀筋《だいでんきん》」や、内ももの筋肉「内転筋群《ないてんきんぐん》」とも連携して動きます（→P.32）。

そして、骨盤底筋にはもう1つ重要な役割があります。**排泄《はいせつ》のコントロール**です。

女性の骨盤底には、尿道、膣《ちつ》、肛門の3つの穴が存在し、尿道や肛門が機能することによって排泄がコントロールされています。妊娠中や出産後に尿もれのトラブルが起こるのは、骨盤底筋に大きな負荷がかかり、その働きが低下するため。また、閉経以降も、骨盤底筋が衰えることによりトイレのお悩みが増えてきます。

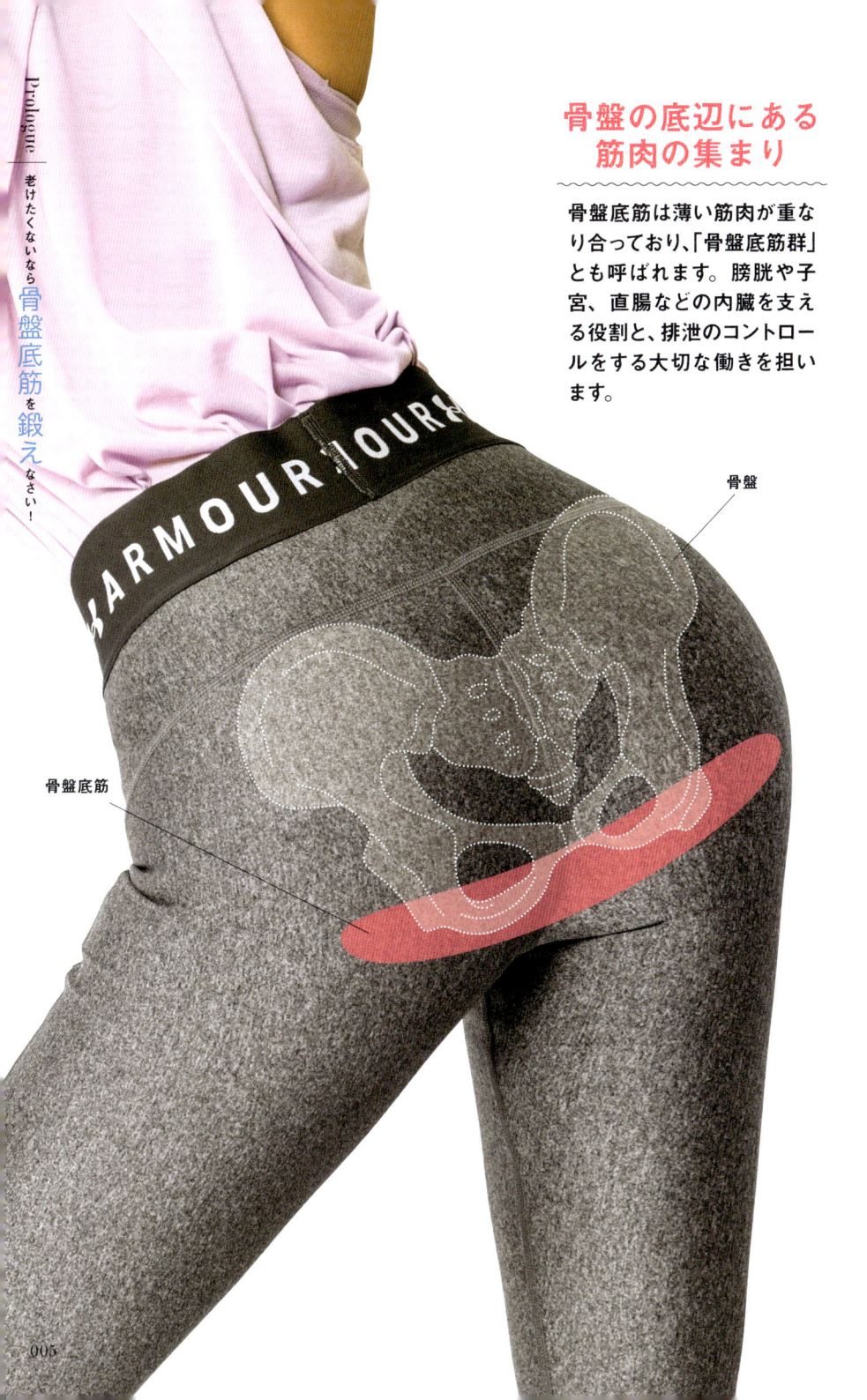

骨盤の底辺にある筋肉の集まり

骨盤底筋は薄い筋肉が重なり合っており、「骨盤底筋群」とも呼ばれます。膀胱や子宮、直腸などの内臓を支える役割と、排泄のコントロールをする大切な働きを担います。

骨盤底筋を鍛えるとすべてが変わる！いいことがたくさん起こる！

では、骨盤底筋を鍛えると、どんな変化が起こると思いますか？

まず、外見が変わります。前述のとおり、骨盤底筋はさまざまな筋肉と連携して動きます。ですから骨盤底筋を鍛えることで、内ももの筋肉やお尻の筋肉、おなかまわりの筋肉、背中の筋肉も鍛えることができるのです。

すると、**姿勢が改善される、ウエストにくびれができる、下腹がスッキリする、お尻がプリッと上向きになる……**などの嬉しい効果が得られるのです。

また、骨盤底筋の機能がアップするため、**機能が低下していた排泄のコントロールが回復し、尿もれなどが改善します**。生理痛やＰＭＳ（月経前症候群）、性交痛など女性機能に関するお悩みがある場合は、それらが改善する可能性も期待できます。

いかがですか？　骨盤底筋のトレーニングは女性の美しさと健康にとって不可欠だということがおわかりいただけたのではないでしょうか。

骨盤底筋を鍛えれば、いいことがいっぱい

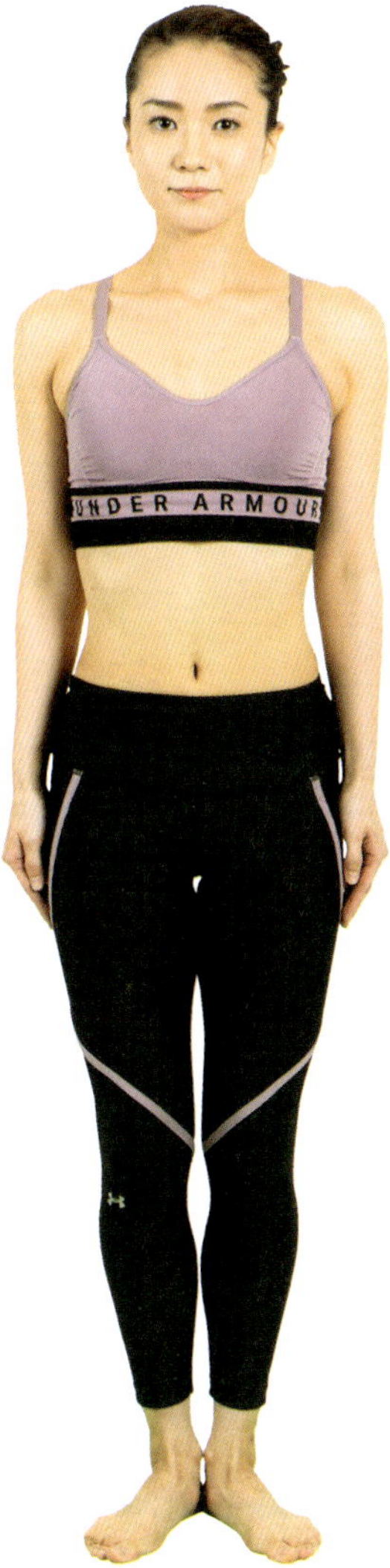

くびれ
が
できる

生理痛
が
軽くなる

妊娠・出産期や
更年期の
尿もれが治る

姿勢
が
よくなる

美脚
が
手に入る

美尻
が
手に入る

このポーズが効く！
たった9秒でOK！

美と健康を司る、骨盤底筋。女性にとってとても重要な筋肉でありながら、冒頭でもお伝えしたように、自分では意識しにくく、鍛えづらい部位でもあります。

もしかしたら、過去に本や雑誌で紹介されている骨盤底筋のトレーニングを行ったけれど、いまひとつ効果が実感できなかったという人もいるかもしれません。

でも、ご安心ください。この本の「超かんたんヨガ」では、私がこれまでに指導、研究したポーズのなかから**確実に効果があるものだけを厳選しています**。

基本となるＰａｒｔ2では、骨盤底筋に直接アプローチするポーズ2種と、腹横筋や多裂筋など骨盤底筋を取り巻く筋肉を介して間接的にアプローチするポーズ12種を紹介しています。大半のポーズは、**運動習慣のない人でも気軽にできるレベル**です。

しかも、ポーズを9秒キープするだけ。9秒とは3秒×3回ですから、スキマ時間にもかんたんにトライできます。

アンチエイジングのために、キツいトレーニングは必要ないのです！

超かんたんなのに効果抜群！

骨盤底筋は、存在を意識すること自体が難しい部位。骨盤底筋を直接的、間接的に鍛えるヨガのなかから、**「確実に効く」**かつ**「超かんたん」**なポーズを厳選したPart2からの内容を実践すれば、若返りと健康が同時に手に入ります！

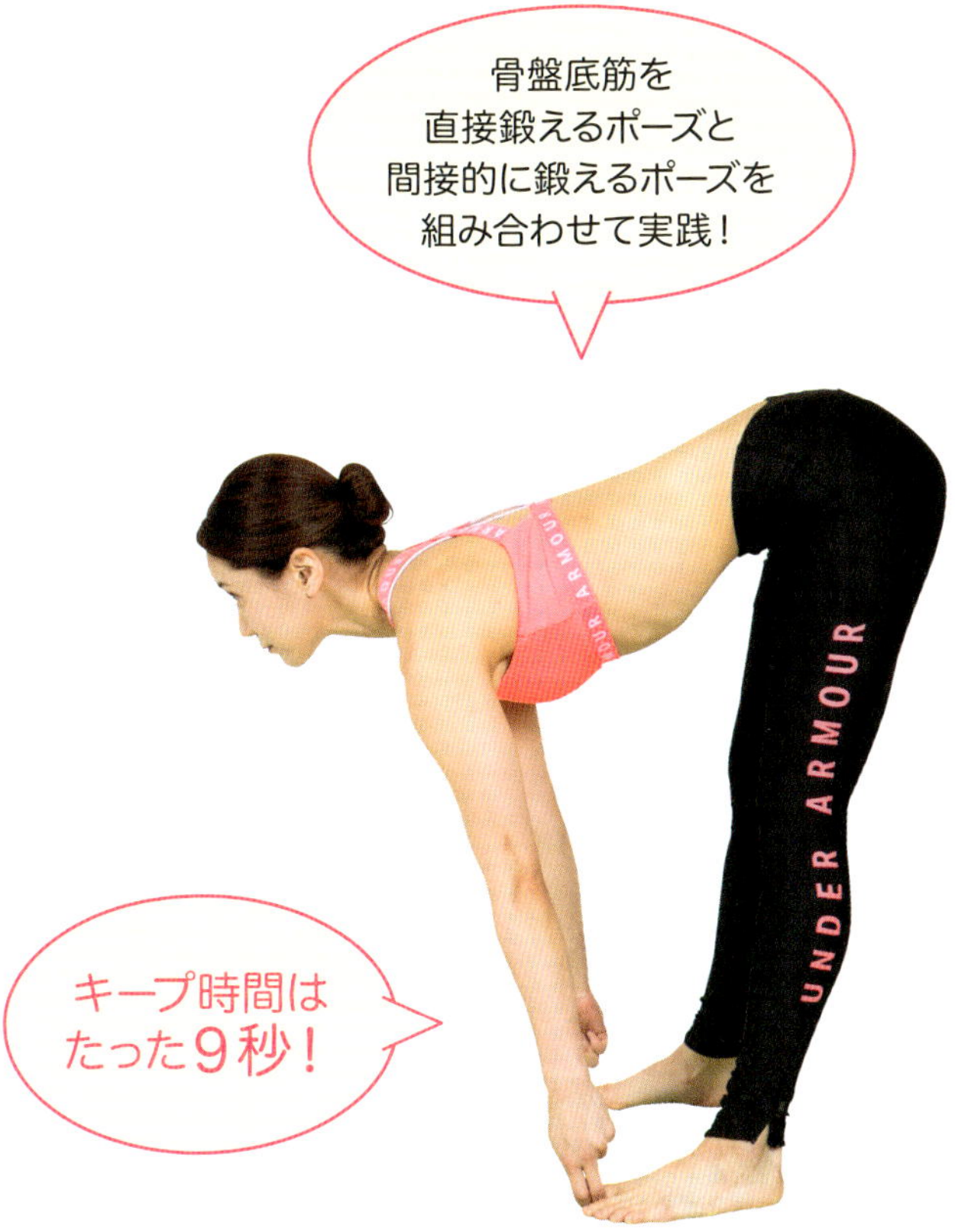
骨盤底筋を
直接鍛えるポーズと
間接的に鍛えるポーズを
組み合わせて実践！
キープ時間は
たった9秒！
UNDER ARMOUR

外見が劇的に変わる！何歳からでも若返る

キツいトレーニングは必要なくても、やっぱり目に見える結果は欲しいもの。

ダイエットをしようと思って、「やるぞ！」といって夕食を抜いたものの、次の日の朝、体重計に乗ったとき、大して変わっていなかったらどうですか？

私たち人間は、それだけでモチベーションが下がってしまう生き物です。

そこで、まずは「超かんたんヨガ」で手に入る「ご褒美《ほうび》」を見ておきましょう。

骨盤底筋を鍛えると、まず、何といっても外見が若々しく変化します。これまでに私が指導してきた、多くの生徒さんから**「くびれができた」「O脚が治って美脚になった」「猫背が治って姿勢がよくなった」**といった喜びの声が上がっています。

また、身体的な面だけでなく、精神的な面での効果も、女性としての美しさを輝かせます。**気持ちがスッキリして、ストレスやイライラが減り、笑顔が増えるのです。**

心身の若返りは、何歳からでも可能なのです。年齢は関係ありません。

「超かんたんヨガ」で
全身が若返る

笑顔が増えた

姿勢がよくなった

疲れにくくなった

くびれができた

下腹ポッコリが解消した

垂れ尻がヒップアップした

美脚になった

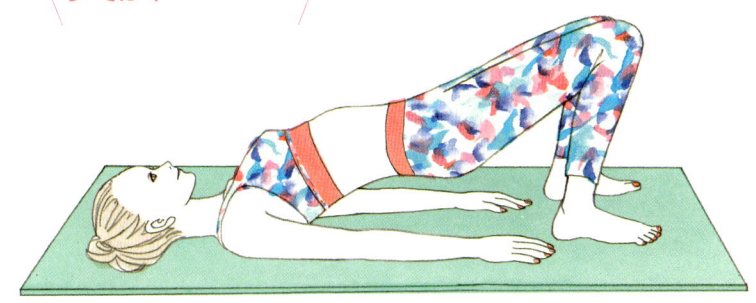

こんなにくびれた！ キレイになった！

Before／After

「超かんたんヨガ」の成果のほどは？
実際に体験した女性たちの声をご紹介！

Case 1

4kgやせて おなかまわりがスッキリ！

田部井裕子さん（仮名）
36歳／会社員

Before

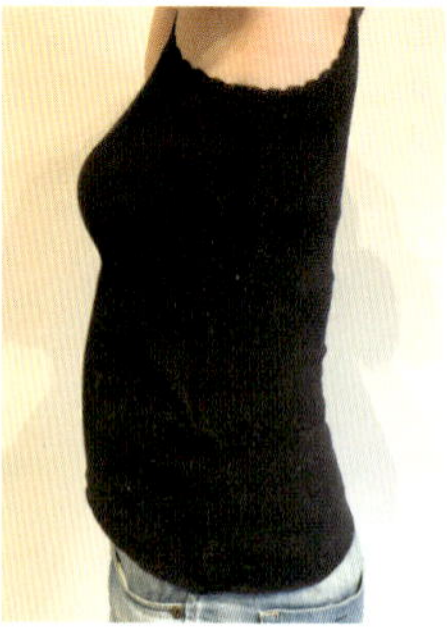

⇒

After

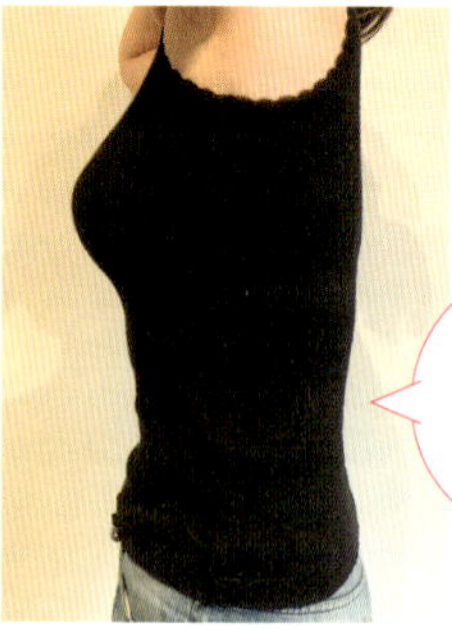

体重も
4kg
ダウン！

毎朝5分間のヨガを習慣化して、「スーパーマン」や「タツノオトシゴ」（Part2参照）などのくびれに効くポーズを集中的に実践したという田部井さん。体の変化を実感したのは、スタートしてから2カ月が経ったころ。約4カ月が経った時点では、なんと体重が4kgも落ちたそう！「最初は自分の体の硬さにびっくりするほどでしたが、日を追うごとに体が変わっていきました。毎日続けて、中年太りにならないようにしたいです」と、今後への意気込みもバッチリです。

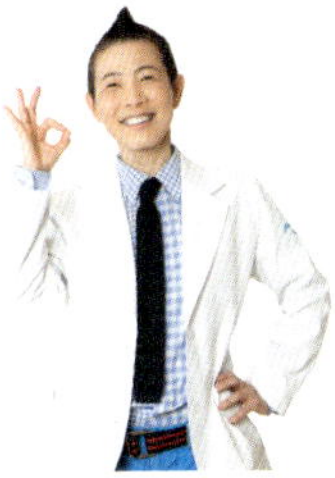

もともとスリムな田部井さんは、おなかまわりがスッキリしてウエストのラインがさらに美しく。亀井さんは、一見すると大きな変化はなさそうでも脚の歪みが明らかに改善しました。継続すればもっと美脚になりますよ！

Case 2

長年の悩みだった O脚が改善！

亀井美枝子さん（仮名）
67歳／主婦

Before

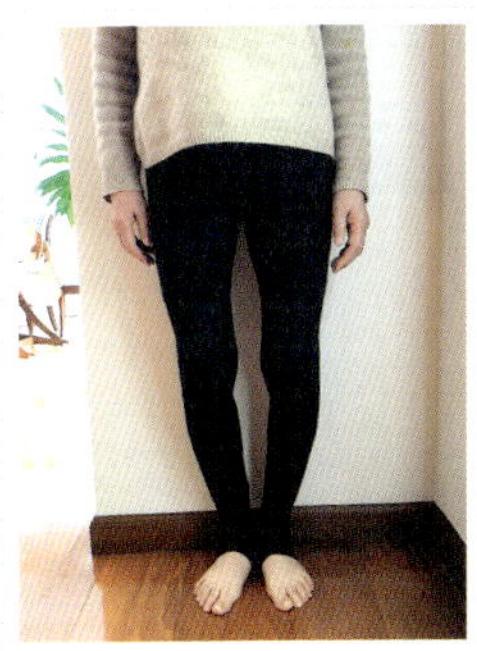

⇒

After

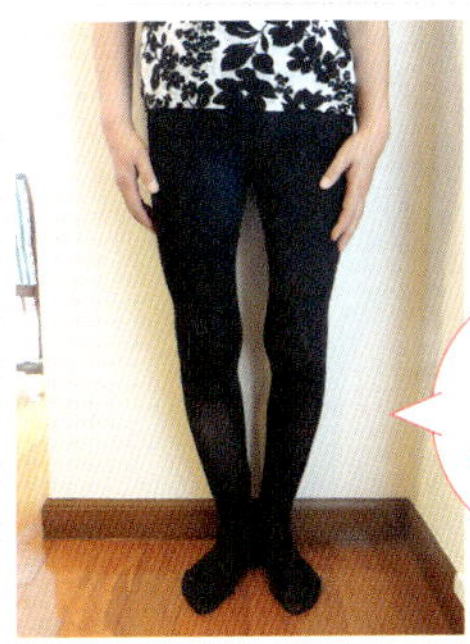

脚のラインがキレイに！

「ヨガをはじめて約3カ月。『フロッグライズ』『ドルフィンツリー』『クワトロアップ』の美脚メニューを中心に、毎朝、起床後に5分ほど実践しています」という亀井さん。悩みのO脚は、まだ劇的変化とまではいきませんが、脚のラインがまっすぐに改善しています。健康面の変化も大きく、「1カ月ほど経ったころ、疲れにくくなったことに気づきました」と語ります。その他、よく眠れるようになった、イライラしなくなったという効果も実感しているそう！

Contents

Part 2 実践！若返りが止まらない！超かんたんヨガ

超 かんたんヨガ

Part 1

骨盤底筋を鍛えると若返る！

健康になる！

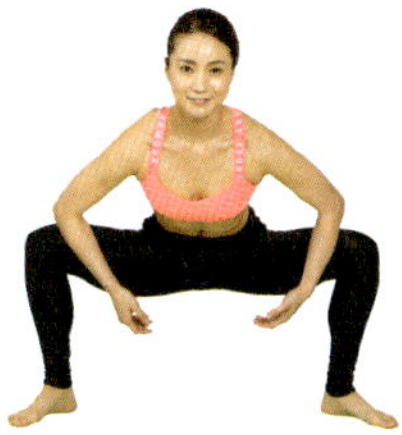

究極のインナーマッスル 骨盤底筋を鍛えて超健康！

骨盤底筋が衰えると次のような症状が現れ、生活の質（QOL＝クオリティ・オブ・ライフ）を著しく低下させてしまいます。

尿もれ・頻尿……妊娠・出産や加齢などで骨盤底筋が衰えると、尿もれや頻尿（腹《ふく》圧性尿失禁《あっせいにょうしっきん》・過活動膀胱《かかつどうぼうこう》）といった排泄のトラブルが発生しやすくなります。

骨盤臓器脱《だつ》……骨盤底筋のゆるみによって、支えきれなくなった子宮、膀胱、直腸などが下に落ちてきて、腟から体外に出てしまうことがあります。この症状を骨盤臓器脱といい、「陰部にピンポン玉のようなものが触れる」などが最初に自覚する症状です。

便秘……骨盤底筋の衰えによって肛門の開閉がうまくいかなくなると、便を出したいときにうまく出せない機能性の便秘や、トイレに間に合わずにもらしてしまう「失便」といった排泄障害が起こることも。

ボディラインの崩れ……連携する筋肉にも悪影響を及ぼし、体形が崩れることも。

こんな人はとくにご用心！

- ☑ 妊娠・出産の経験がある
- ☑ 閉経している
- ☑ 便秘がちでトイレでいきむことが多い
- ☑ アレルギーやぜんそくがあり咳やくしゃみが多い
- ☑ 骨盤底筋を意識せずに腹筋を鍛えている

現代女性は骨盤底筋が弱りやすい

妊娠・出産の経験や予定がないあなた、閉経はまだまだ先というあなたもご用心。長時間のデスクワークや、便利な生活による運動不足など、現代社会には、骨盤底筋を弱らせる要因が増えています。

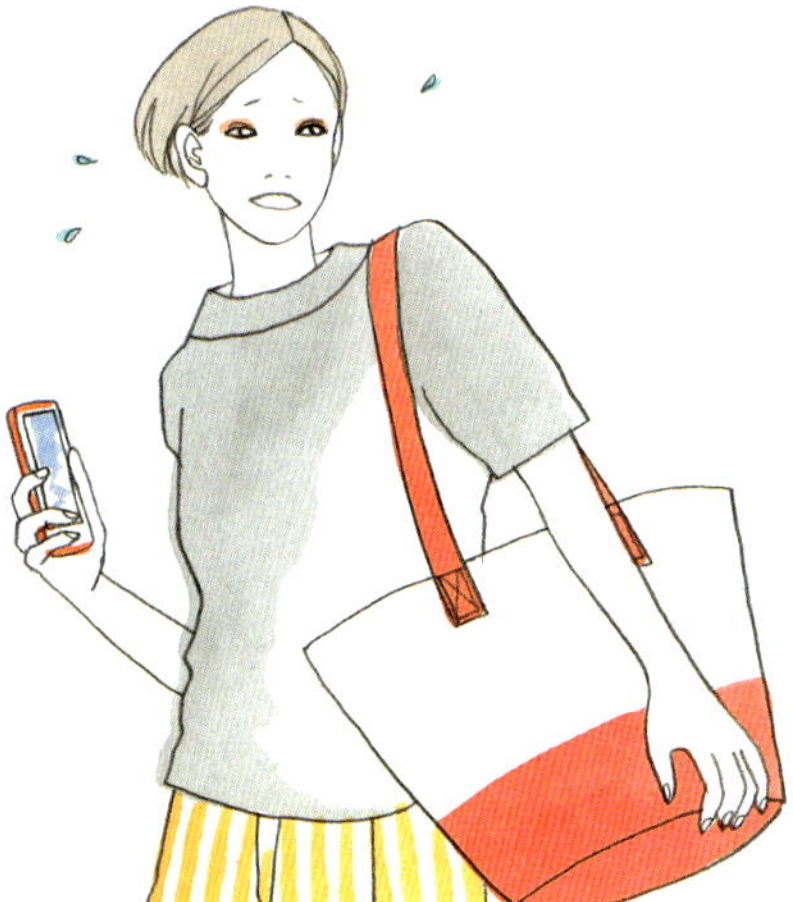

生活習慣でわかる！

骨盤底筋ダメージCHECK 01

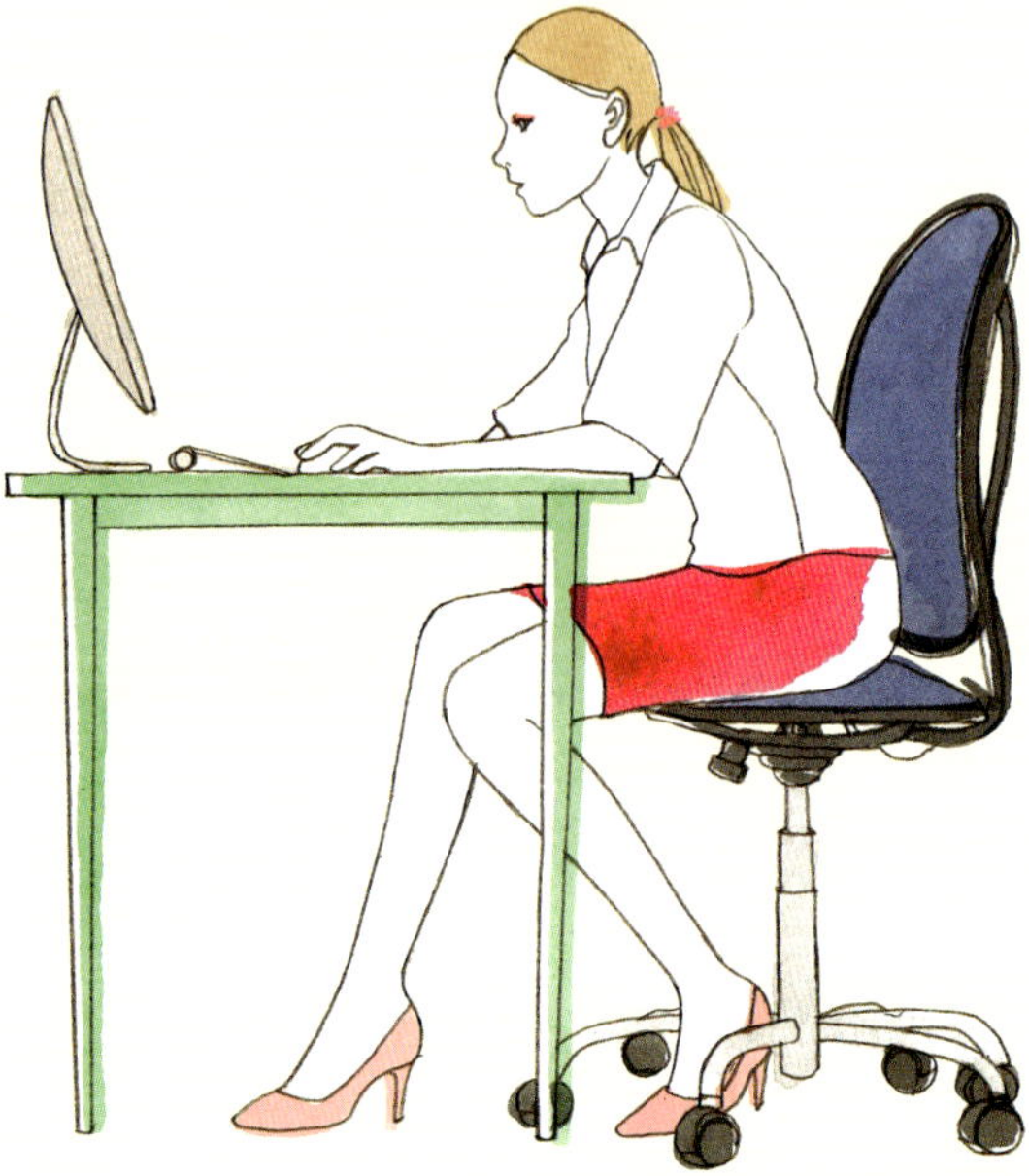

骨盤底筋の衰えを加速させる原因や、
衰えてくると現れる症状をシーン別にピックアップしました。
チェックが多くつくほど危険信号です！

《日常生活編》

**骨盤底筋の機能低下のサインは、日々の生活のなかに見つかります。
また、何気ない習慣が実は骨盤底筋に悪影響を与えていることも。
心当たりはありませんか？**

- □ 電車で座っているときにひざが開く
- □ 仕事はデスクワーク中心
- □ 1日のうち座っている時間が長い
- □ イスに座ると背もたれに寄りかかるクセがある
- □ よくカラオケに行き大声で歌う
- □ 体を動かすのが嫌いで運動不足だ
- □ 重いものを持ち上げることが多い
- □ スキニージーンズなど体を締めつける洋服をよく着る

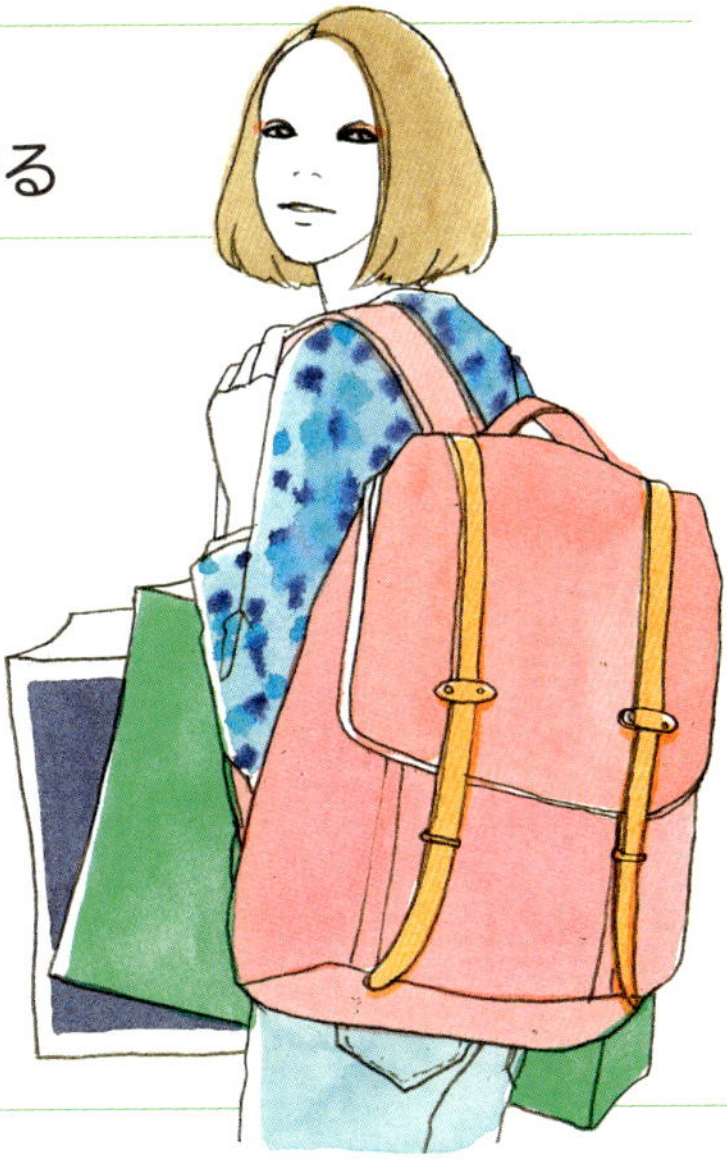

女性の
ライフステージで見る

骨盤底筋ダメージCHECK 02

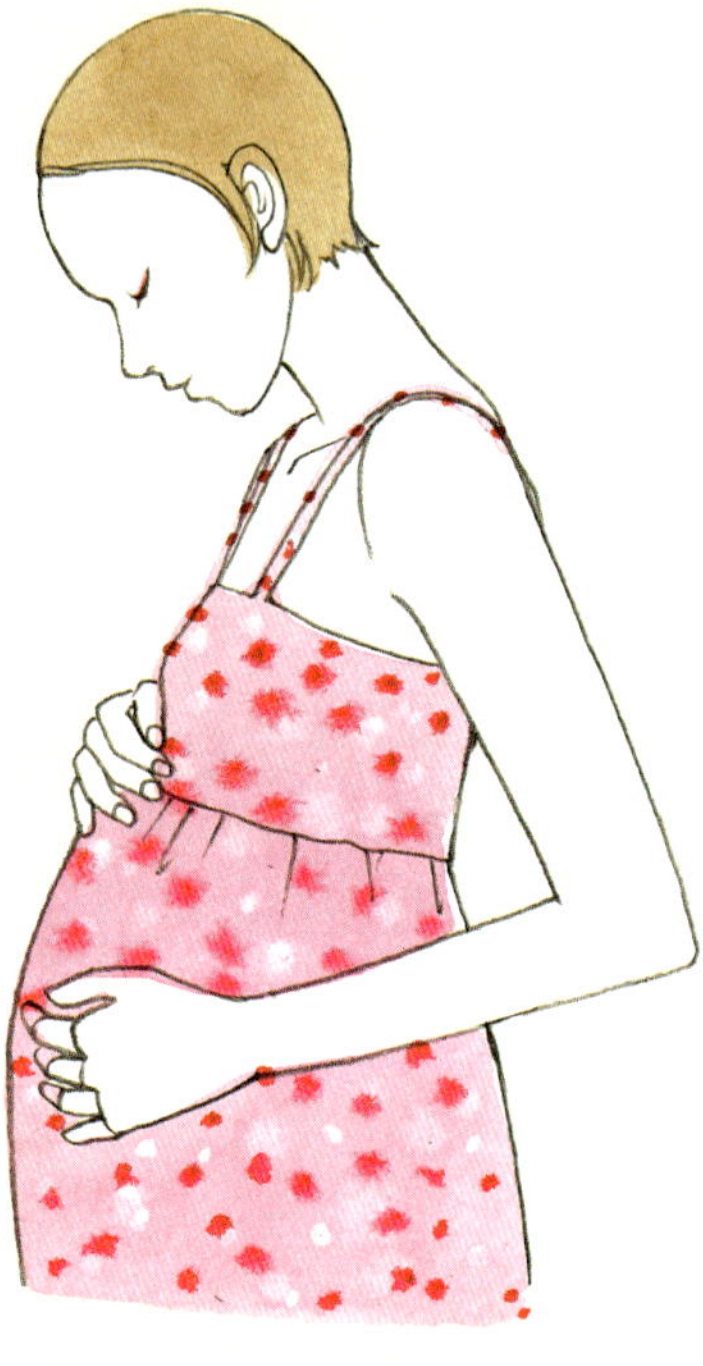

骨盤底筋の衰えを加速させる原因のうち、
妊娠・出産とそれにまつわるライフイベントは重大。
チェックが多くつくほど注意が必要です！

〘妊娠・出産編〙

妊娠・出産は、骨盤底筋にとって最もハードな試練。
また、骨盤底筋が弱ると性交痛など女性の性機能に障害が出ることも。
子どもを産んだ人も、これから産む予定の人も要チェック！

- □ 妊娠・出産経験がある
- □ お産の時間が長かった
- □ 器械分娩（吸引分娩・鉗子《かんし》分娩）だった
- □ 3人以上の出産経験がある
- □ 妊娠中に適正体重以上に太った
- □ 妊娠中や産後、尿もれがあった
- □ 妊娠中に便秘がちだった
- □ 出産後、十分に休養を取らなかった
- □ 出産後に体重が戻らなかった
- □ 産後に長い間尿もれが続いた
- □ 35歳以上で出産した
- □ セックスは痛いから嫌い
- □ 閉経している

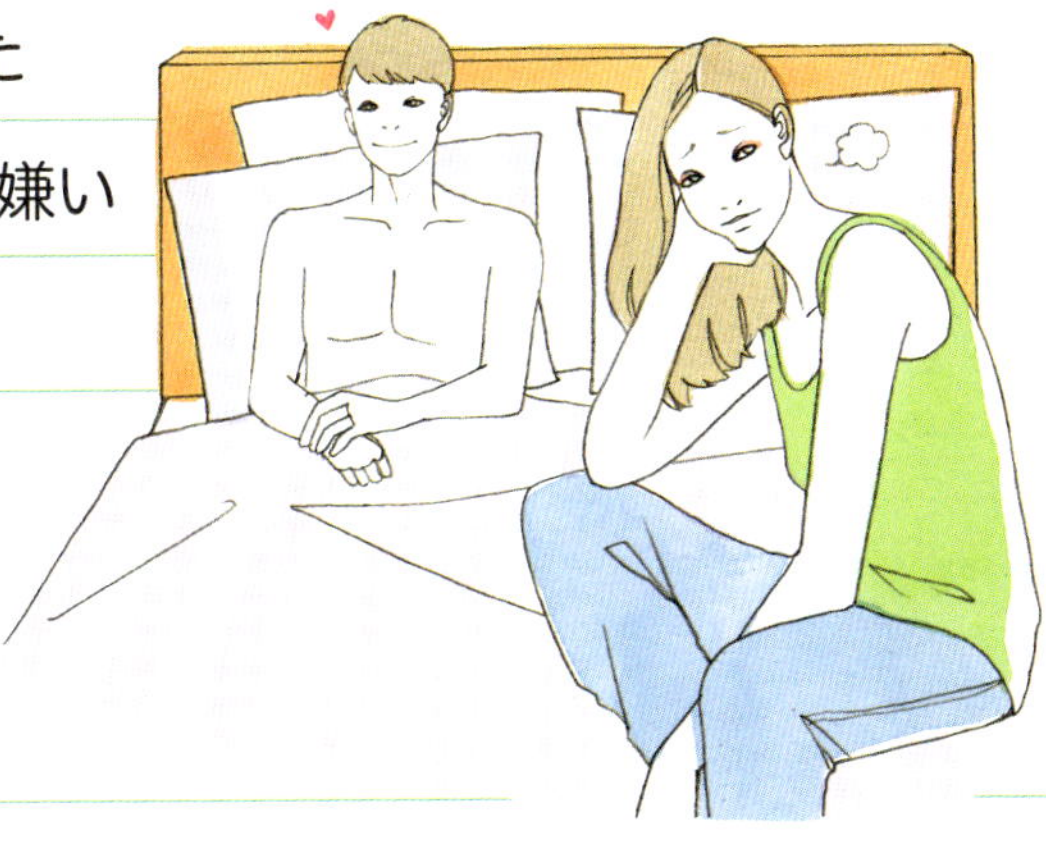

体の不調やお悩みは？

骨盤底筋ダメージCHECK

03

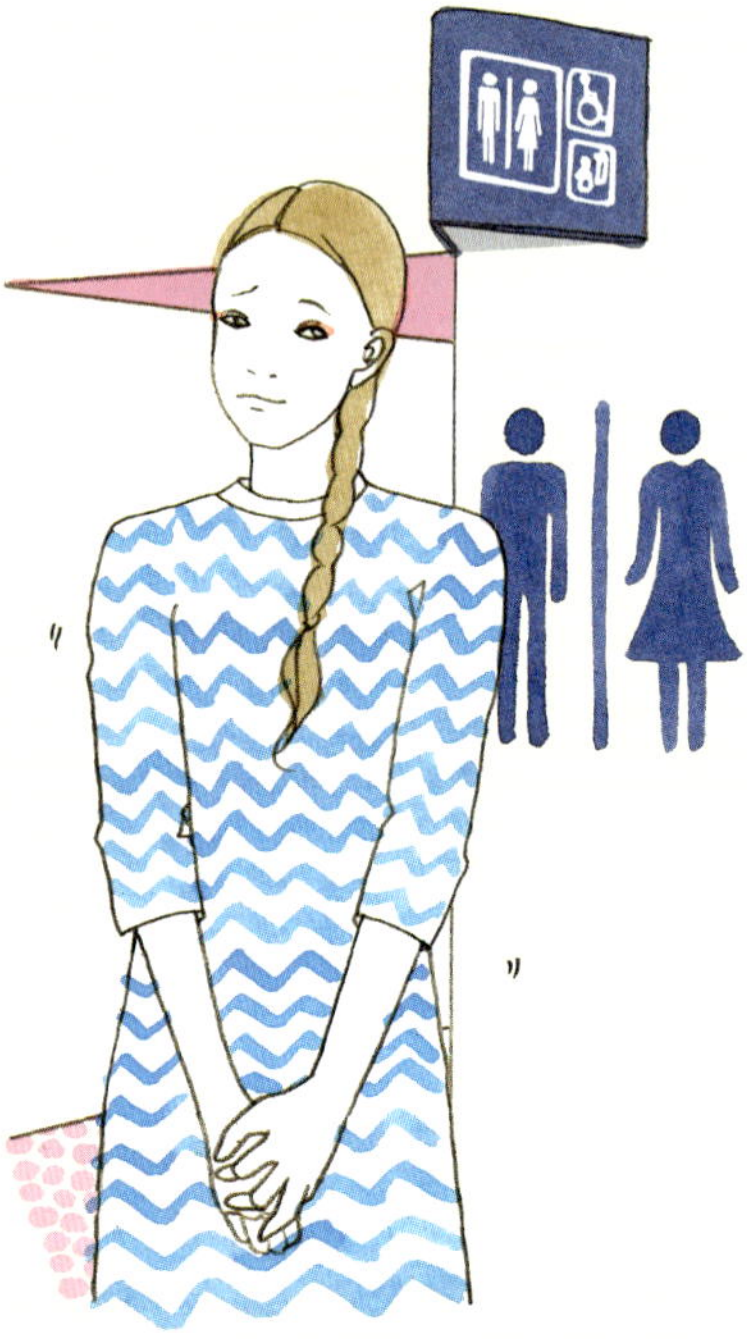

骨盤底筋が弱っているサインは、
実は、何気ない体の不調や変化にも現れます。
チェックが多くつくほど危険信号です！

〔 ボディ編 〕

**健康状態や、体形の変化からも骨盤底筋のダメージ度がわかります。
年齢とともに悩まされる不快な症状や残念なボディラインも
実は骨盤底筋の衰えが原因かも！**

- □ 頻尿でトイレに行く回数が多い
- □ 尿もれがある
- □ お風呂から上がってから膣からお湯が出てくる
- □ 便秘がちだ
- □ くしゃみや咳がよく出る
- □ 太っている
- □ ウエストにくびれがない
- □ 下腹がポッコリ出ている
- □ お尻と太ももの境目がない
- □ O脚だ
- □ 猫背で姿勢が悪い
- □ 呼吸が浅い

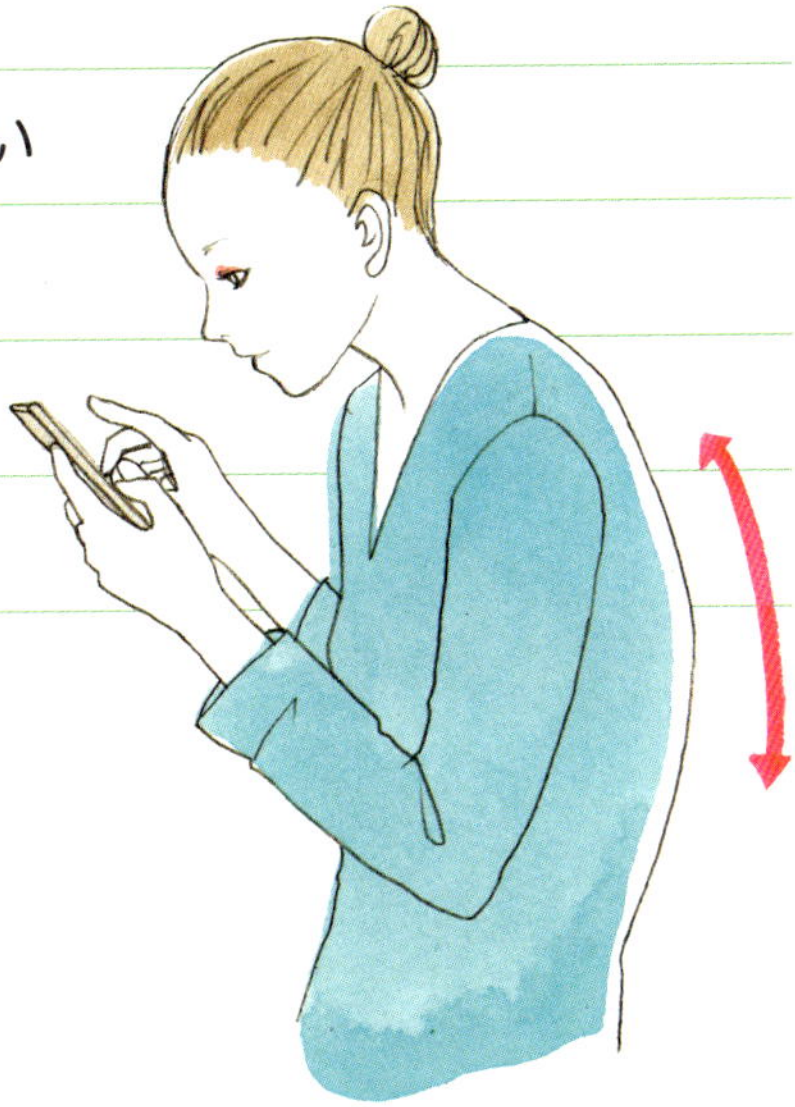

女性の美と健康を左右するシークレットな美人筋

骨盤底筋は、薄い筋肉が重なり合って構成されており、「骨盤底筋群」とも呼ばれます。

骨盤底筋は、意識しにくい筋肉ではありますが、特定の動作でコントロールし、鍛えることもできます（30〜31ページでは、呼吸を利用して骨盤底筋にアプローチする方法を紹介しています）。ただし、ここに落し穴が。筋肉には、「速筋《そっきん》」といって上腕《じょうわん》二頭筋《にとうきん》の力こぶのように、鍛えた分だけわかりやすく増えていく速筋線維の多い筋肉と、「遅筋《ちきん》」といって、鍛えてもなかなか増えない遅筋線維の多い筋肉があります。

骨盤底筋は「遅筋」に属するため、鍛えてもあまり筋肉量が増えません。また、体の奥深くにあるインナーマッスルなので、**鍛えた効果も目には見えません**。こうしたことから、従来のトレーニングでは骨盤底筋を効果的に、しかもわかりやすく鍛えることが難しかったのです。美の土台でありながら、シークレットで扱いが難しい存在というわけです。

女性と骨盤底筋の関わりは？

生物学的な構造

女性は男性よりも骨盤が大きく、尿道、膣、肛門と3つの穴が存在するため、構造的に男性よりも骨盤底筋への負担が大きくなる傾向が。さらに、筋肉量が多く、出産をしない男性にくらべて衰えやすくもあります。**女性の骨盤底筋は、生物学的にもダメージを受けやすい**のです。

妊娠・出産

妊娠中は骨盤底筋に継続的に負担がかかり、**8〜9割もの女性が尿もれを経験するとのデータも！** さらに、出産で赤ちゃんが膣を通って出てくる間に骨盤底筋がかなりのダメージを受けることがわかっています。骨盤底筋の萎縮がはじまっている年代の高齢出産の場合、リスクはさらに上昇します。

加齢

40歳代以降、女性ホルモンの分泌が減少するため全身の筋肉量も減少し、骨盤底筋のトラブルも現れやすくなります。とくに、**閉経後の5年間は要注意**。この時期の対処が女性の「健康」と「若々しさ」のカギに！

意識しづらく、鍛えにくい 骨盤底筋はココにある！

骨盤は、左右1対の「寛骨《かんこつ》」と「仙骨《せんこつ》」、「尾骨《びこつ》」が合体してできている骨で、上半身と下半身のジョイント部分になっています。仙骨の上方には背骨（脊柱）が連なり、寛骨の末端には左右一対の大腿骨《だいたいこつ》が連なります。

骨盤の動きは、腹部や股関節などを含め約80の筋肉によって生み出され、なかでも骨盤の底に開いた大きな穴をハンモック状にふさいでいるのが、骨盤底筋です。

骨盤底筋は3層の筋肉によって構成されています。**意識して収縮させることが難しく、脳の司令に反応してゆるんだり縮んだりすることで力を発揮します**。そのため、筋肉が伸びきってしまうとパワーダウンし、尿もれや骨盤臓器脱の原因となります。

骨盤底筋の厚さは6～9ミリメートル程度。面積はおよそ120～150平方センチメートルで、ちょうど羽を広げた生理用ナプキンくらいの大きさです。

片手に乗るくらいのサイズの骨盤底筋が内臓を支え、出産に対応し、排泄をコントロールしています。

重要な臓器を支える骨盤底筋

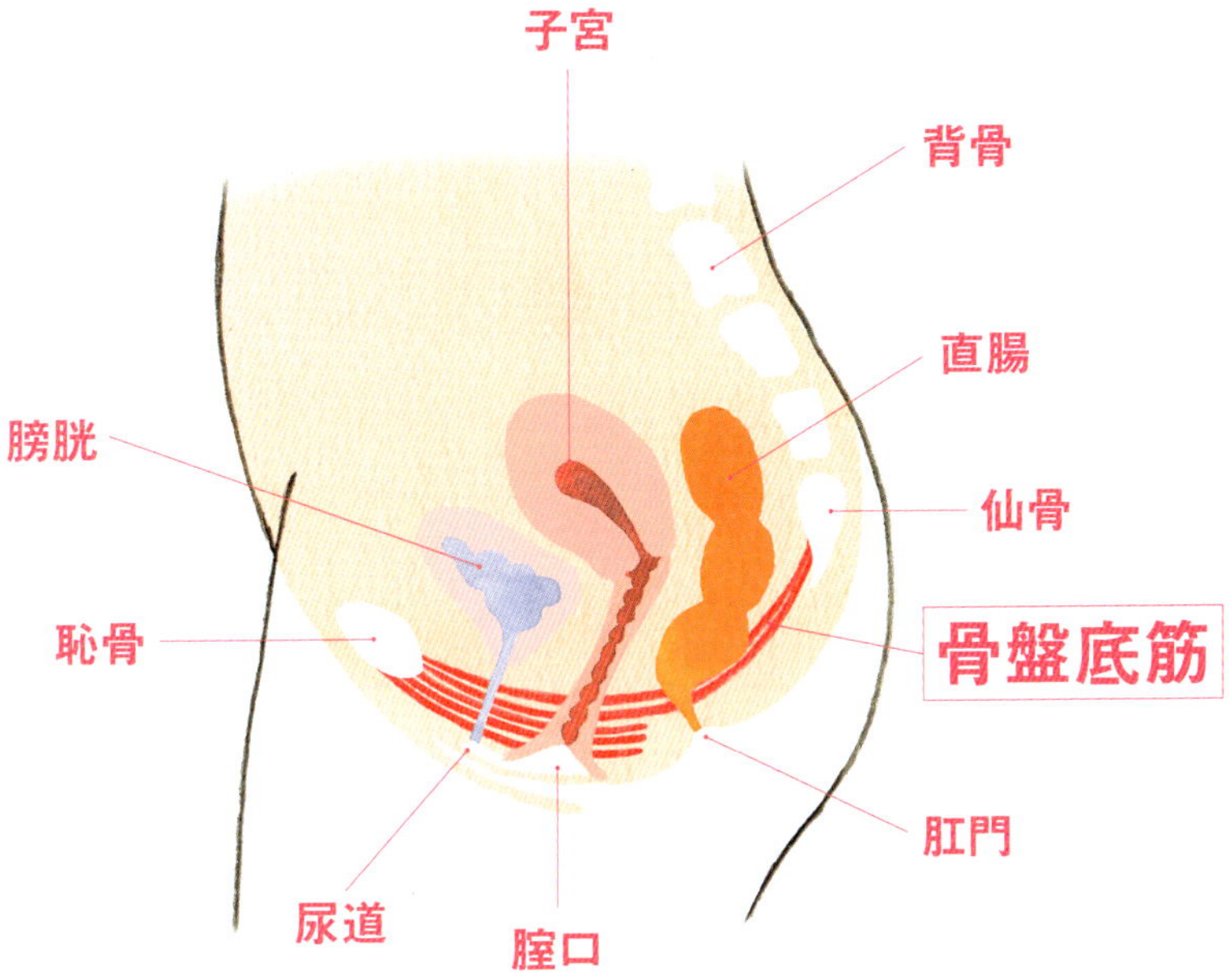

骨盤内にあるいくつもの臓器を下から支えているのが骨盤底筋。重い荷物を持ち上げたり、トイレでいきんだりするときにかかる腹圧の衝撃を受け止めて内臓を保護する「緩衝材」のような役割も果たしています。さらに、尿道、膣口、肛門をゆるめたり閉じたりする働きも担っていて、とても忙しく活躍する働き者なのです。

まずは呼吸で直接アプローチ！骨盤底筋を実感してみよう

筋肉には、自分の意思でコントロールできる随意筋《ずいいきん》（骨格筋《こっかくきん》）と、コントロールできない不随意筋《ふずいいきん》（平滑筋《へいかつきん》）があります。骨盤底筋は随意筋なので、自分の意思で動かし、鍛えることができるはずの筋肉です。

では、さっそく骨盤底筋を動かしてみましょう！

リラックスした姿勢で、ゆっくりと大きく息を吸い込んでみてください。**骨盤底筋は、息を吸うときに大きく動く吸気筋《きゅうききん》「横隔膜《おうかくまく》」の動きに連動します。**

大きく息を吐くと、**膣と肛門の間のやわらかい部分（会陰《えいん》）が体の内側に入るような感覚**がありませんか？　もしあれば大成功！　骨盤底筋を直接、動かすことができています。ただ、この感覚はとても微妙なもの。「よくわからない」という人も少なくないはずです。また、会陰を引き上げようとして腹圧をかけると、逆に骨盤底筋にも圧がかかってしまうことも。このように、骨盤底筋を意識的に動かすことは意外と難しいのです。

骨盤底筋を意識する呼吸ワーク

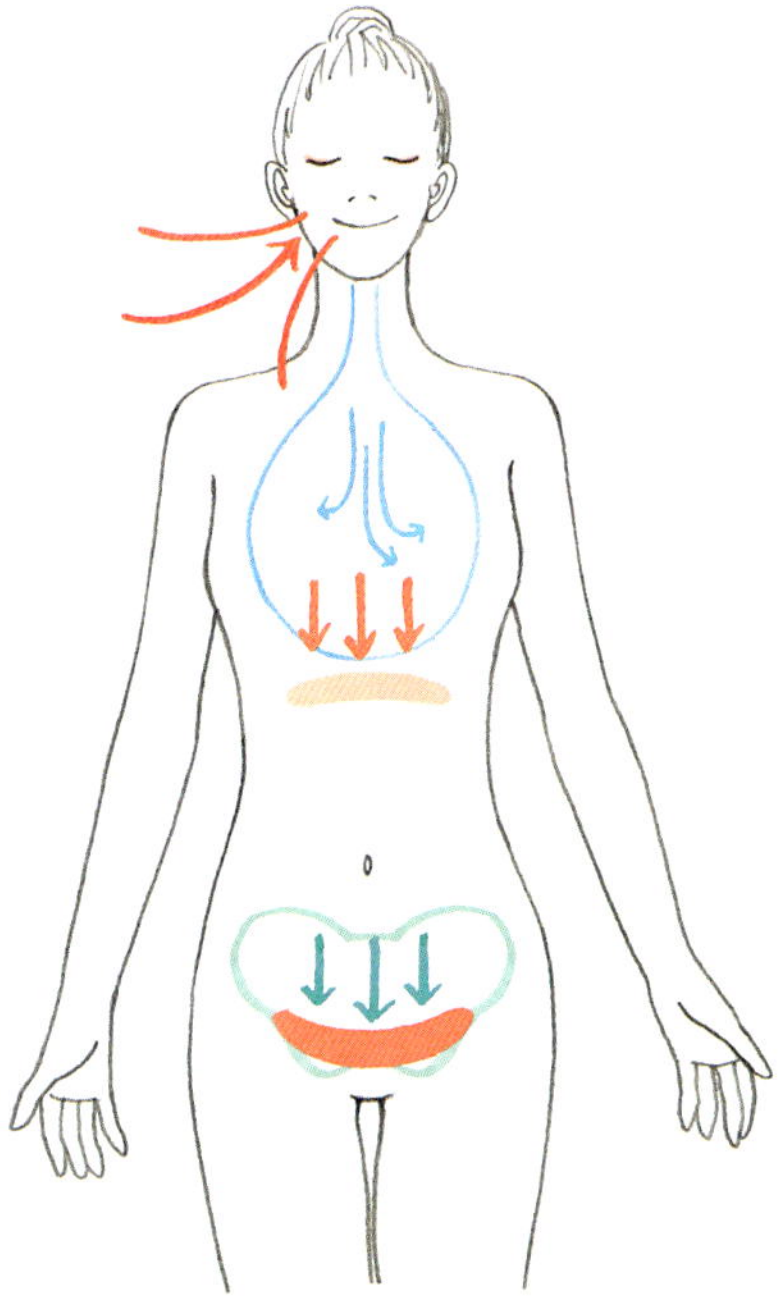

① 大きく息を吸う

骨盤底筋は、呼吸の働きを担う筋肉のひとつ「横隔膜」と連動します。大きく息を吸ったとき、横隔膜は収縮して位置が下がります。その動きに連動して、骨盤底筋も下方に下がります。

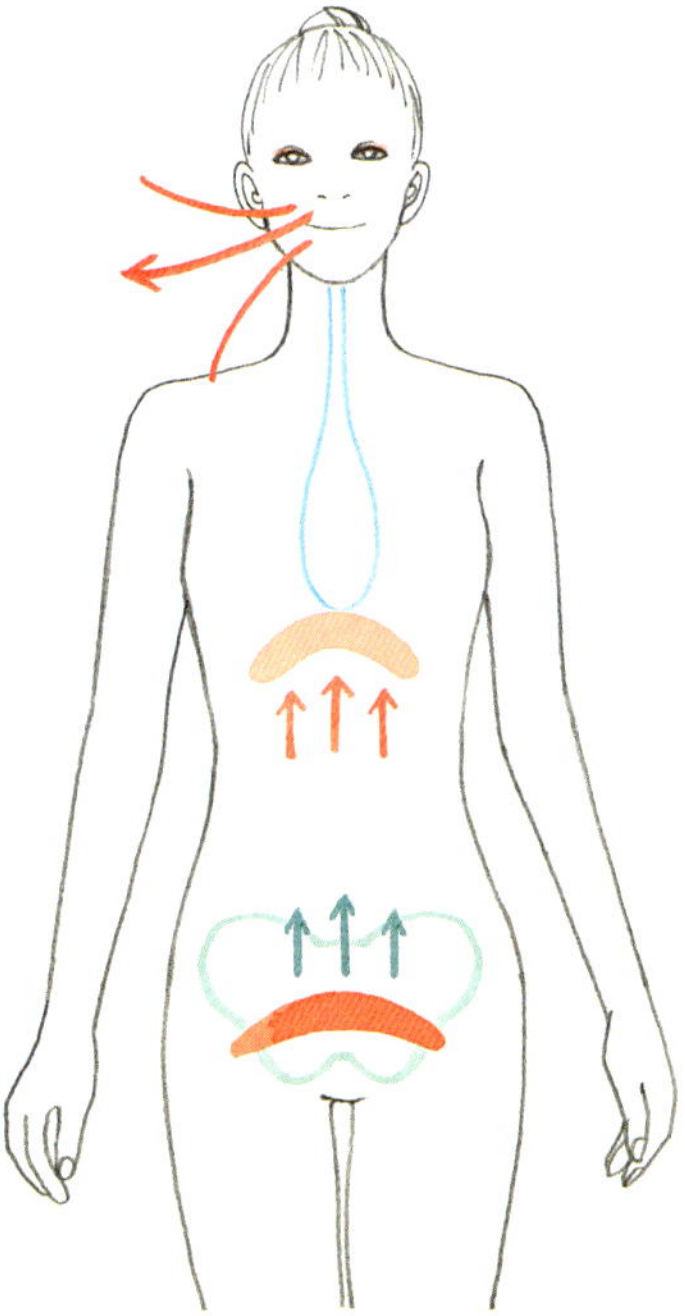

② 大きく息を吐く

息を吐くと横隔膜はゆるみ、本来の形状である凸型のドームに戻ります。このとき、骨盤底筋も連動してゆるんだ状態に。体の変化をイメージしながら、①～②の呼吸ワークをくり返してみて。

インナーユニットをまとめて整えれば確実に効く！

30〜31ページの呼吸ワークを実践してみて、「いまいちピンとこなかった」「まったくアプローチできなかった」という人もガッカリしないでくださいね。

実は、骨盤底筋はいくつかの筋肉と重なり合っていて、それらの筋肉が動くと一緒に動くしくみになっています。つまり、**関連している筋肉を動かし、骨盤底筋へ間接的にアプローチすることで、効果的にトレーニングすることも可能なのです！**

骨盤底筋と連携しながら動く筋肉の筆頭が、おなかにある**横隔膜**と**腹横筋《ふくおうきん》**です。骨盤底筋とこの2つの筋肉、そして背中にある**多裂筋《たれつきん》**は「インナーユニット」といって、体の奥深くで胴体を支えている筋肉群。横隔膜は呼吸をするとき、腹横筋はおへそを引っ込めるような動きをするとき、多裂筋は背すじをピンと伸ばすときに働き、これらの動きに連動して、骨盤底筋も活性化します。骨盤底筋だけに直接アプローチすることももちろんよいのですが、**合わせ技として、関連する筋肉からの間接アプローチも取り入れることで、若返りと健康に相乗効果が得られます。**

骨盤底筋と連動するインナーユニット

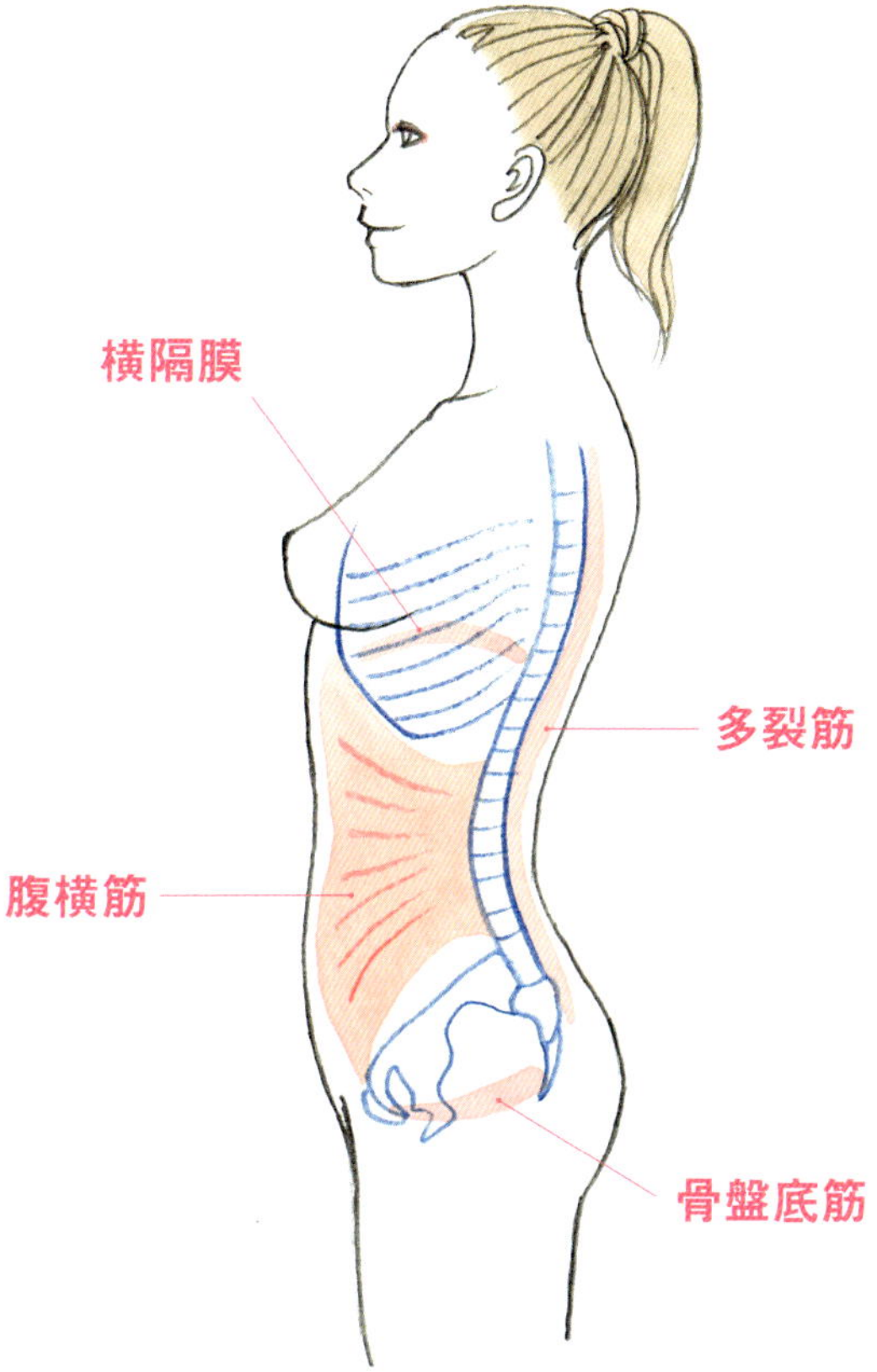

体幹にあるインナーマッスルの一部である横隔膜、腹横筋、多裂筋、骨盤底筋。これら4つの筋肉は連動して働くため「インナーユニット」と呼ばれています。つまり、骨盤底筋を鍛える方法として、インナーユニットの仲間を利用することもできるのです。骨盤底筋にくらべ、他の3つは非常に鍛えやすい筋肉です。

骨盤底筋を取り巻くサポート筋——1

鍛えるほどおトクな大臀筋

インナーユニットの仲間ではありませんが、骨盤底筋の重要なサポート筋のひとつに大臀筋《だいでんきん》があります。大臀筋は、お尻全体をカバーしている大きな筋肉。立ち上がったり、階段をのぼったりするときに使われます。引き締まってハリのある美尻を作る筋肉としてもおなじみですね。大臀筋には、太ももや背中などの大きな筋肉がつながっています。大臀筋をトレーニングするだけで、これらの大きな筋肉も動かすことになり、その結果、**全身の引き締めや代謝アップといった嬉しい効果も！**　美容面でも健康面でも、鍛えるほどに「おトク」な筋肉といえるでしょう。

その大臀筋と骨盤底筋は、どんな関係にあるのでしょうか？　実は、**お尻の穴の周辺にある肛門括約筋《こうもんかつやくきん》を収縮させながら大臀筋を動かすと、骨盤底筋にアプローチできる**のです。

Ｐａｒｔ２からの実践編で、大臀筋を鍛えるポーズのときにお尻の穴をキュッと締めながら行えば、骨盤底筋を鍛えつつ、美尻や代謝アップも叶いますよ！

大臀筋はココにある！

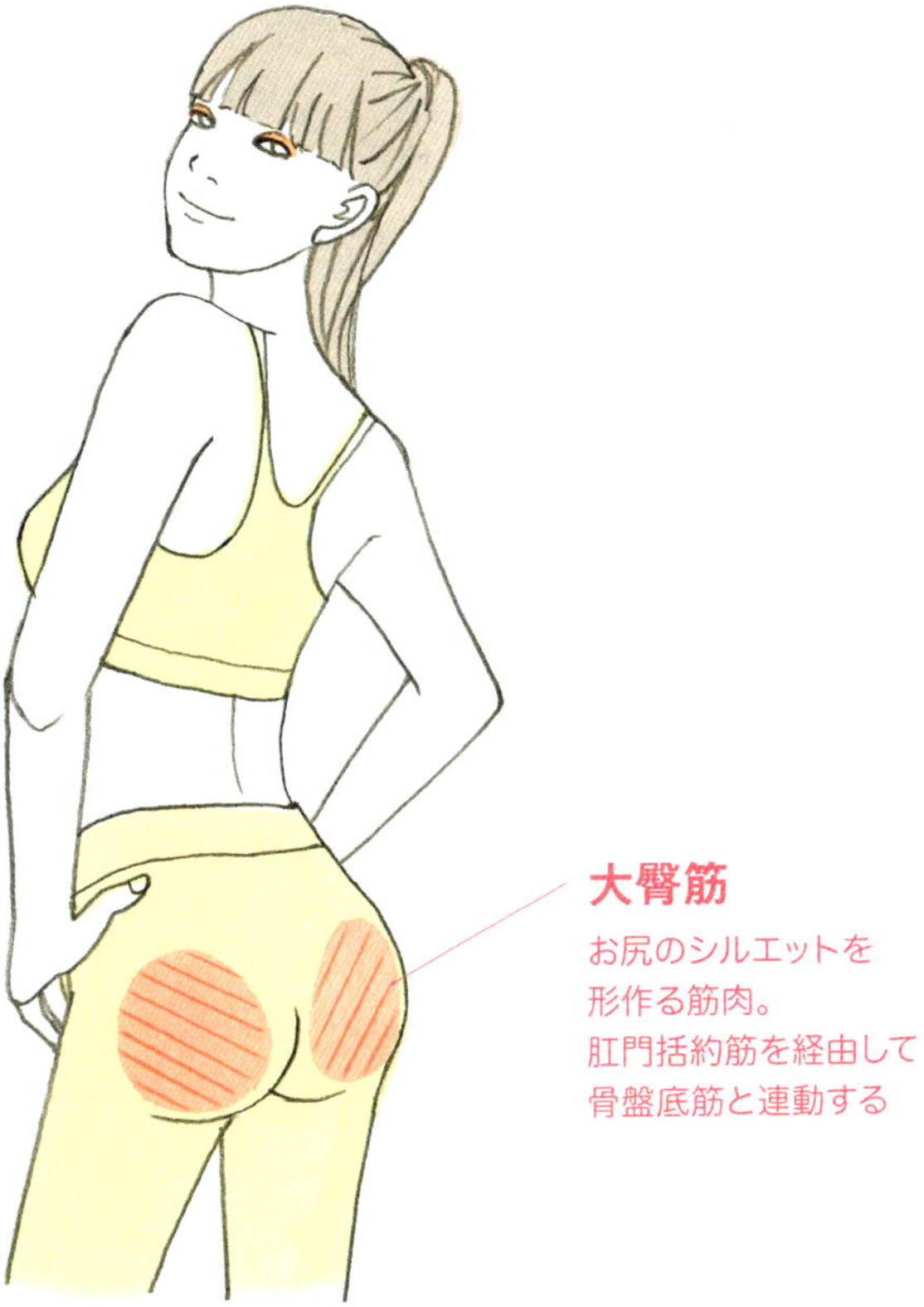
大臀筋
お尻のシルエットを
形作る筋肉。
肛門括約筋を経由して
骨盤底筋と連動する

大臀筋は上部と下部に分かれていて、大臀筋の下部と肛門括約筋を一緒に使うとき、骨盤底筋に間接的にアプローチできます。「肛門をキュッと締める⇒ゆるめる」という動作をくり返すことでも、骨盤底筋を鍛える効果が。お尻の下半分の収縮を実感しながらやってみて。

骨盤底筋を取り巻くサポート筋——2

美脚を作る内転筋群

立って「気をつけ」の姿勢をしたとき、両ひざがぴったりとくっつきますか？
スキマが空いてしまう人は、内ももにある「内転筋群《ないてんきんぐん》」が弱っています。
内転筋群とは、股関節を内側に引き寄せることで骨盤を安定させる複数の筋肉の総称です。内ももに沿うように走っている筋肉群で、鍛えることにより、引き締まった美しい脚のラインを手に入れることができます。

この内転筋群も、骨盤底筋をサポートする筋肉のひとつ。骨盤底筋とつながっている「内閉鎖筋《ないへいさきん》」という筋肉を経由して、内転筋群と骨盤底筋が連動します。**股関節を動かすと内転筋群が働き、それに連動して内閉鎖筋が働き、おまけに骨盤底筋も働くというしくみです。**

内閉鎖筋は、足先の向きを変えることによって収縮します。Part2のポーズを行うときは、足先の向きにも注意してください。

内転筋群はココにある！

内転筋群
内ももに沿うようにある
筋肉の総称。
内閉鎖筋を経由して
骨盤底筋と連動する

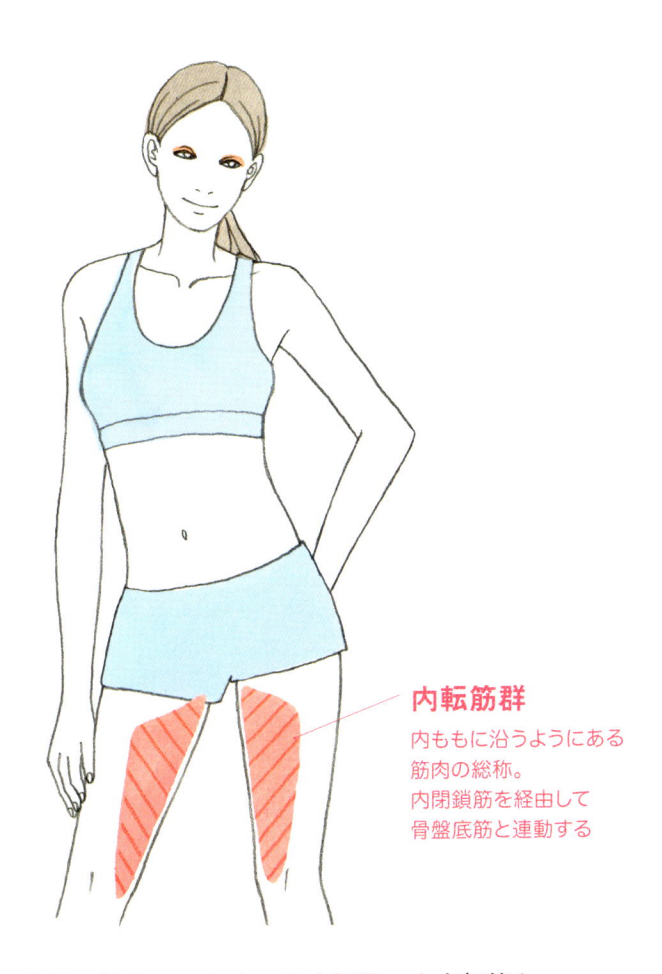

内転筋群は単独の筋肉ではなく、大内転筋、小内転筋など複数の筋肉の総称。ひざを閉じるときなどに使われ、引き締まってハリのある太ももを作る筋肉でもあります。内閉鎖筋はお尻の上部にあり、骨盤底筋や大臀筋、内転筋群とつながっています。マイナーな筋肉ですが、骨盤底筋に間接的にアプローチするためには欠かせない存在です。

骨盤底筋を取り巻くサポート筋 3

「若見え」の立役者！ 多裂筋

骨盤底筋をサポートする筋肉のうち、改めて注目しておきたいのがインナーユニット（32～33ページ）のひとつ、「多裂筋《たれっきん》」です。多裂筋は背骨（脊柱）の両側に沿うように縦に走っている、小さな筋肉の集合体です。背骨の突起に貫かれて穴があいていることから、こう名づけられています。

上半身の姿勢を維持することに特化した筋肉で、静止しているときだけでなく、動いているときにも、姿勢を安定させるために欠かせない筋肉です。

骨盤底筋ととくに関わりの深い筋肉のひとつで、多裂筋が収縮すると、連動して横隔膜、腹横筋、骨盤底筋も収縮します。**背すじが伸びたよい姿勢を習慣づけるだけでも、間接的に骨盤底筋を鍛えることができるのです。**

逆にいえば、いつも猫背だったり、イスの背にもたれかかって多裂筋がゆるんでいる状態がクセになっていたりすると、その分、骨盤底筋の衰えも加速してしまうということです。

多裂筋はココにある！

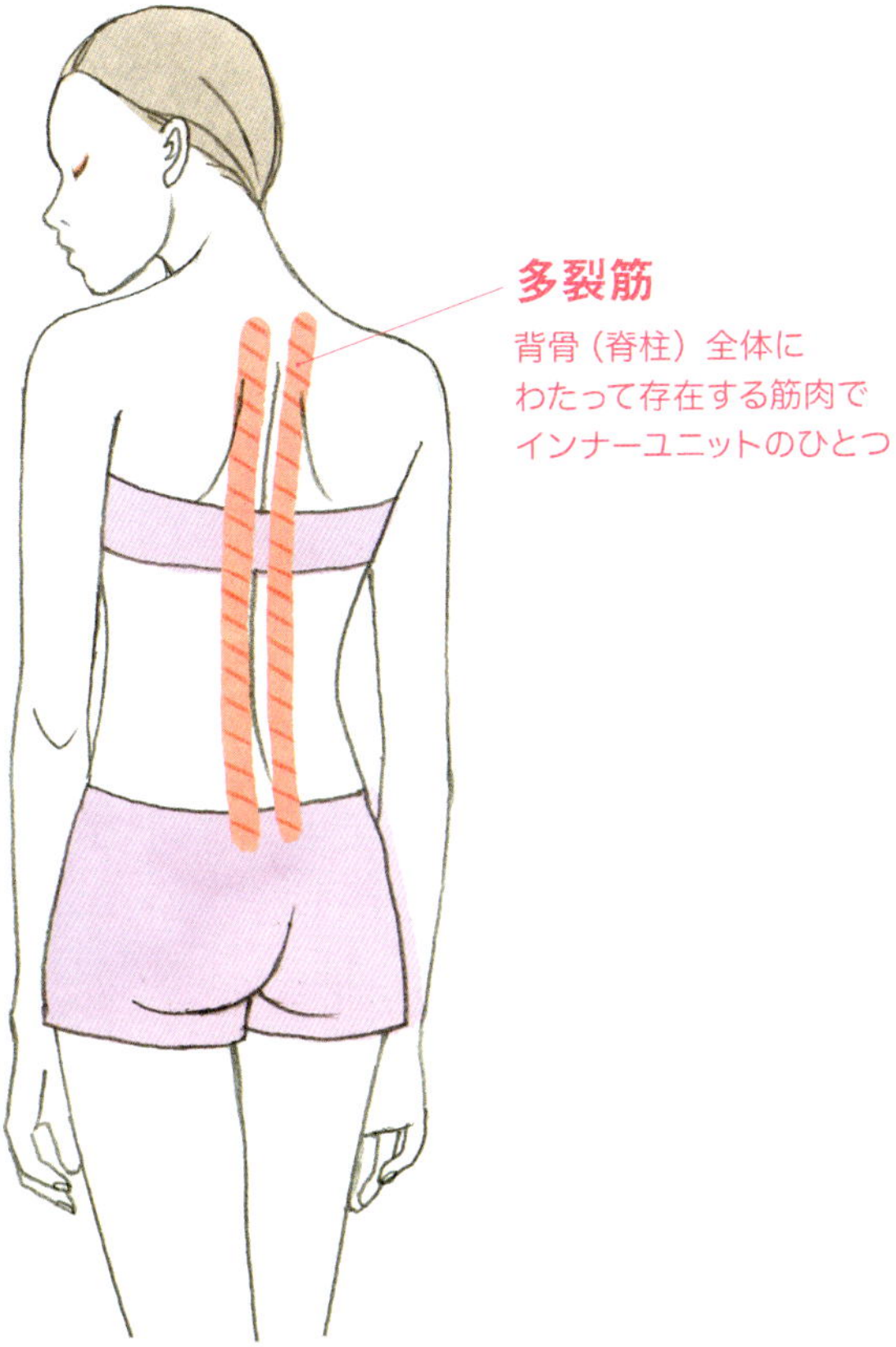
多裂筋
背骨（脊柱）全体に
わたって存在する筋肉で
インナーユニットのひとつ

姿勢の安定やコントロールの役割を担うインナーユニット。骨盤底筋とも密接な関わりがあり、多裂筋を鍛えることで骨盤底筋も強化されます。多裂筋が作り出すまっすぐな背すじは「若見え」の要。メイクやファッションがいくら素敵でも、猫背では美人度が一気にダウン。元気のない印象を与え「老け見え」の元凶にも！

産後だけじゃない！更年期にも弱る骨盤底筋

女性のライフステージにおいて、骨盤底筋にとって大きなリスクが妊娠・出産以外にもうひとつあります。それが閉経《へいけい》です。

更年期以降の骨盤底筋は、弾力がなくなり、薄くなってきます。原因は骨盤底筋の筋肉量にかかわる女性ホルモン、「エストロゲン」の分泌が急激に減少すること。エストロゲンの分泌量は、20〜35歳ごろをピークに、加齢とともに徐々に低下していきます。そして、閉経を迎えるとエストロゲンの分泌が急激に減少。すると、全身の筋肉量が減っていくのと同じように骨盤底筋の筋肉量も減少し、機能は低下します。更年期以降、尿もれや子宮脱など、骨盤底筋にかかわるトラブルが増えてくるのはそのためです。

骨盤底筋の衰えは、妊娠・出産していない人にも他人事ではありません。女性ならやがて、だれでも閉経を迎えます。**エストロゲンの恩恵がなくなったあとも骨盤底筋に元気に働いてもらうためには、早いうちから対策をしておく必要があるのです。**

女性ホルモンと体の変化

骨盤底筋は？

思春期 …… 10〜12歳ごろ

女性ホルモンの分泌が始まり、卵巣や子宮が育って妊娠・出産ができる体への準備が進む時期。女性ホルモンが十分に分泌されるようになると、はじめての生理を迎える。

成熟期 …… 20歳代〜30歳代

女性ホルモンの分泌が安定し、女性が性的に成熟。肉体的に、妊娠・出産にもっとも適した時期。女性ホルモンの分泌量は、おおむね20〜35歳ごろにピークを迎える。

妊娠・出産により骨盤底筋がダメージを受ける

更年期 …… 40歳代〜50歳代

40歳ごろを境に女性ホルモンの分泌量が減少しはじめ、やがて更年期を迎える。閉経後は女性ホルモンの分泌量が急激に減少し、それに伴い骨盤底筋も衰える。

女性ホルモンの減少とともに筋肉量低下。骨盤底筋も衰える

高齢期 …… 60歳代以降

閉経以降は卵巣の働きが終了し、生殖機能は停止。女性ホルモンの分泌もほとんどなくなり、尿もれや頻尿、骨粗鬆症などのトラブルが顕著になる。

＊体の変化には個人差があります

一生続けたい！
超かんたんヨガはココがすごい

ここまで見てきたように、骨盤底筋はダメージを受けやすく衰えやすいのに、意識しにくく鍛えにくい筋肉です。そんな骨盤底筋を効果的にトレーニングする方法が、本書でお伝えする「超かんたんヨガ」です。

ヨガは、生活の一部として続けることに意味があります。

逆にいえば、習慣として続けなければ効果を実感することは難しいのです。

美容面や健康面のメリットを最大限に受け取るためにも、**ぜひ「続けること」を目標にしてください**。これは、ポーズの正しさや、手順の正確さを追求するよりも、ずっと大事なことです。

年齢や体力を問わずに実践でき、そして、無理なく一生続けられるように、左ページの5つを重視してポーズを選びました。**ヨガ初心者のあなたや、運動が苦手というあなたは、自分ができそうなものからトライしてみてください**。慣れてくるころにはヨガの楽しさに体が目覚めて、新しいポーズにチャレンジしてみたくなるはずです！

超かんたんヨガの５つのメリット

1

骨盤底筋をはじめとする
意識しにくい筋肉をラクラク鍛える

2

ハードな動きはナシ！
体が硬くてもできるシンプルなポーズ

3

１ポーズたった９秒キープするだけ！
日常のスキマ時間を活用できる

4

女性の悩みをまるごと解消
美と健康が同時に手に入る！

5

１日５分、３〜５ポーズ
毎日の習慣にすればずっと元気！

Dr.美穂の健康コラム
01

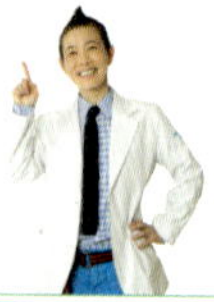

超かんたんヨガで健康寿命もアップ！

私たち日本人女性の平均寿命は87.26歳。男性の平均寿命も81.09歳で[*1]、他国とくらべると、それぞれ1位と2位[*2]。日本は世界有数の長寿国です。

一方、健康寿命はどうでしょう。健康寿命とは、介護などの必要がなく、自立して健康的な日常生活が送れる期間のことで、いわば、❶ 自分の足で歩けること、❷ 自分で食事ができること、❸ 自分でトイレのコントロールができること、❹ 周囲の人とコミュニケーションがとれることの4つの条件を満たしている状態です。

日本人女性の場合、平均寿命と健康寿命の差は約12年[*3]。医療が安定しているカナダやドイツの9年と比較しても、元気ではない状態で過ごす年月が長いのです。

近年の医学研究により、健康寿命を延ばすためには、社会との関わりが必須であるということがわかってきました。そのためにも、女性にとって骨盤底筋のトレーニングは欠かせません。なぜなら、尿もれなどのトラブルがあると外出が億劫になり、次第に人とのコミュニケーションから疎遠になったり、筋力の衰えに拍車がかかったりするからです。

超かんたんヨガは、健康寿命を延ばして、人生をできるだけ長く楽しむ一助にもなるのです。

＊1　出典：厚生労働省平成29年簡易生命表
＊2　出典：WHO（世界保健機関）発表の2018年統計
＊3　厚生労働省2016年の調査では日本人の健康寿命は男性が72.14歳、女性が74.79歳

Part 2

実践！若返りが止まらない！超かんたんヨガ

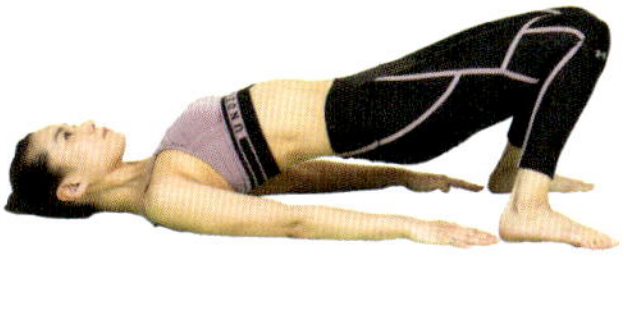

アンチエイジング効果抜群！
衰えやすい筋肉をトータルで鍛える

ここからは、いよいよ「超かんたんたんヨガ」の実践編です。

本書では、意識しにくい骨盤底筋に直接的にアプローチするポーズ2種類（超かんたんヨガ01〜02）と、骨盤底筋の周辺の筋肉から間接的にアプローチするポーズ12種類（超かんたんヨガ03〜14）、全部で14のポーズを選びました。どれも、骨盤底筋に効率よくアプローチして、確実に鍛えることのできるポーズばかりです。

Ｐａｒｔ１でもお伝えしたように、**骨盤底筋だけでなく、関連する筋肉もまとめて鍛えてしまえば、美容面でも健康面でもとってもおトク！**

14のポーズを組み合わせて日々の習慣にすれば、骨盤底筋の機能を維持することができ、外見的な若さ、美しさも保つことができます。

バランスよく鍛えるために、**すべてのポーズをまんべんなく実践するのが理想ですが、必ずしもコンプリートを目指さなくてもＯＫ。**また、Ｐａｒｔ３では目的別のプログラムも提案していますので、目的に合わせて実践するのもおすすめです。

超

かんたんヨガは この筋肉に効く！

01 フロッグライズ………骨盤底筋
02 ワイドスクワット………骨盤底筋
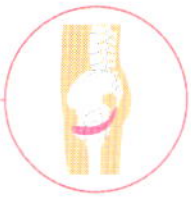

03 スッキリZ………腹横筋
04 オンリーニー………腹横筋
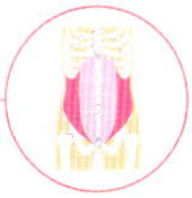

05 スーパーマン………多裂筋
06 スカイダイビング………多裂筋
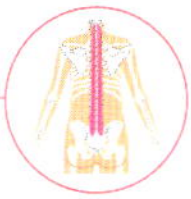

07 ドルフィンテール………内閉鎖筋
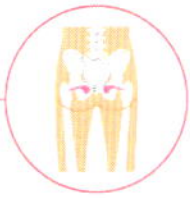

08 ドルフィンツリー………内転筋群
09 クワトロアップ………内転筋群
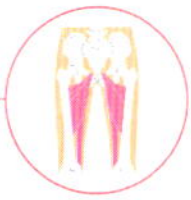

10 ダイヤモンドアップ………臀筋群
11 スケーターズヒップ………臀筋群
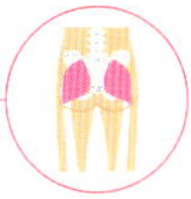

12 グースヒップウォーク……腹横筋＋多裂筋
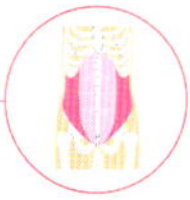 ＋ 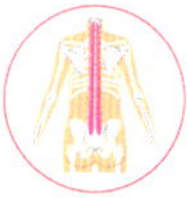

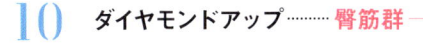

13 ワイドヒップリフト………内転筋群＋臀筋群
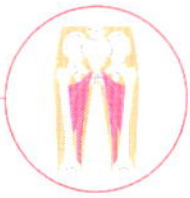 ＋ 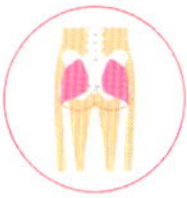

14 タツノオトシゴ………内閉鎖筋＋臀筋群
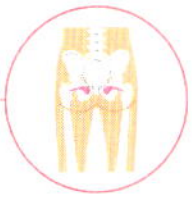 ＋ 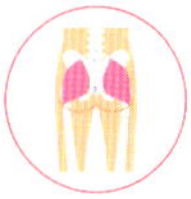

注：とくに重点的に鍛えられるおもな筋肉を示しました

超かんたんヨガをはじめる前に
基本のルール

それでは、いよいよ「超かんたんヨガ」をはじめていきましょう。

各ポーズの説明に入る前に、全体の約束ごとを押さえておきたいと思います。**最大限の効果を得るための、５つのルール**を左ページにまとめました。

なかでも、「基本のキ」となるのが呼吸です。ポーズが苦しいときや、９秒キープ中にキツく感じる場合など、つい息を止めてしまいがちですが、これはＮＧ。**心と体の変化を見つめて、全体を調和させる手綱のようなイメージで、常にゆったりとした呼吸を意識してください**。

呼吸の基本は、鼻から吸って鼻から吐く腹式呼吸です。ポーズのキープ中は、アプローチしている部位に静かに息を送り込むような意識で行えば、なおグッド。トレーニング効果がアップするほか、余計な力みや痛みをリリースする効果もあります。

その他、実践上のヒントについては、78〜79ページにまとめたＱ＆Ａも参考にしてください。

若返り効果アップ！ 5つのルール

1
ポーズの完成形を9秒キープする

各ポーズの解説で、プロセスの最後にある写真がポーズの完成形。これを9秒キープして。

2
アプローチ部分と呼吸を意識する

効かせる部分を意識し、そこに息を送るイメージで実践すると力みや痛みが軽減します。

3
3～5種目のポーズを組み合わせて1日5分を習慣に

複数のポーズを組み合わせるからバランスよく鍛えられ、相乗効果も得られます。

4
毎日続ける

1日5分のヨガタイムを確保して、毎日継続。若返り効果は続けるほどに加速します！

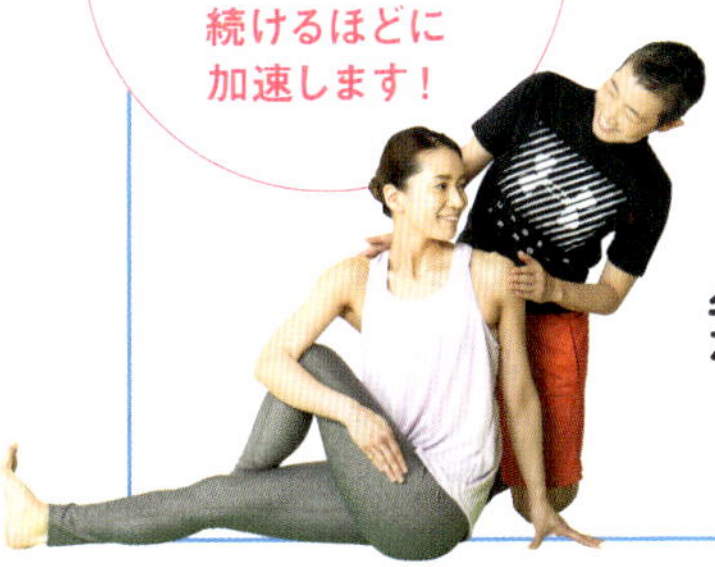

5
無理はしない

無理をするとケガの原因に。違和感が出たら中止しましょう。体調が悪いときも休んで。

超

かんたんヨガ

01

衰えやすい骨盤底筋を直接的に、強力に鍛える

フロッグライズ

カエルが後ろ足を伸ばして立ち上がった様子をイメージしたポーズです。**このポーズでは、腹筋群、臀筋群、内転筋群がすべてゆるみ、骨盤底筋を直接刺激しやすくなります。**また骨盤底筋は前傾位置にあるほうが直接収縮させやすいため、ひざを伸ばしたときはお尻をしっかり後ろに突き出して骨盤を前傾させるようにしましょう。

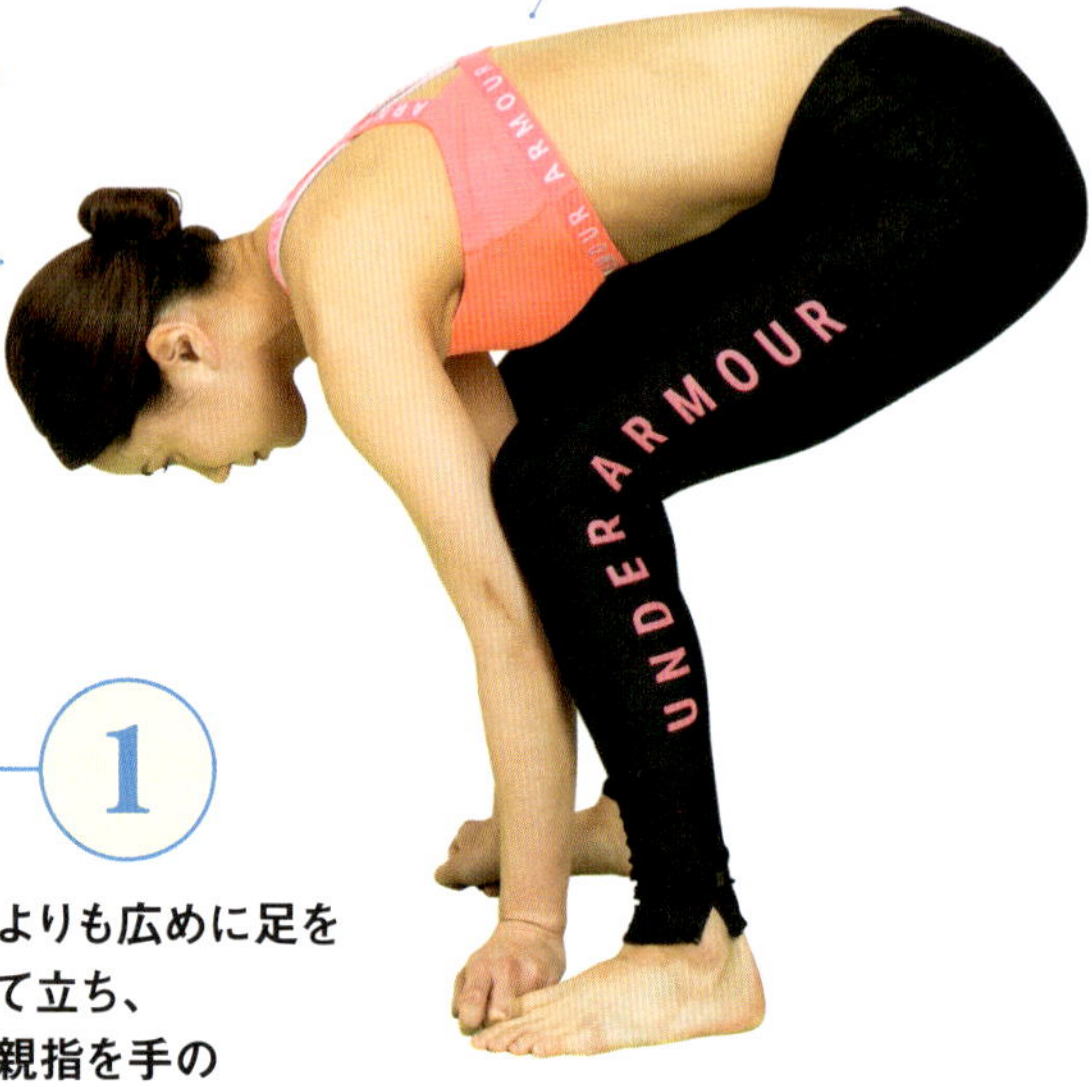
このとき
目線は
下に向ける
背中は丸める

1

肩幅よりも広めに足を開いて立ち、足の親指を手の人差し指と中指で握る。

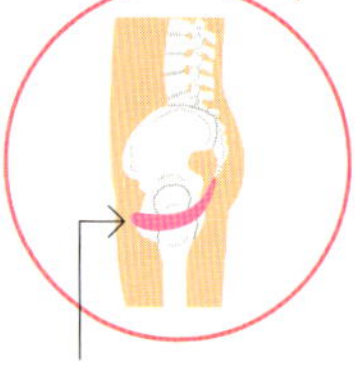
ココに効く！
骨盤底筋

この姿勢で
9秒キープ

目線を上げて
正面を見る

背すじを伸ばす

お尻をしっかり
突き出す

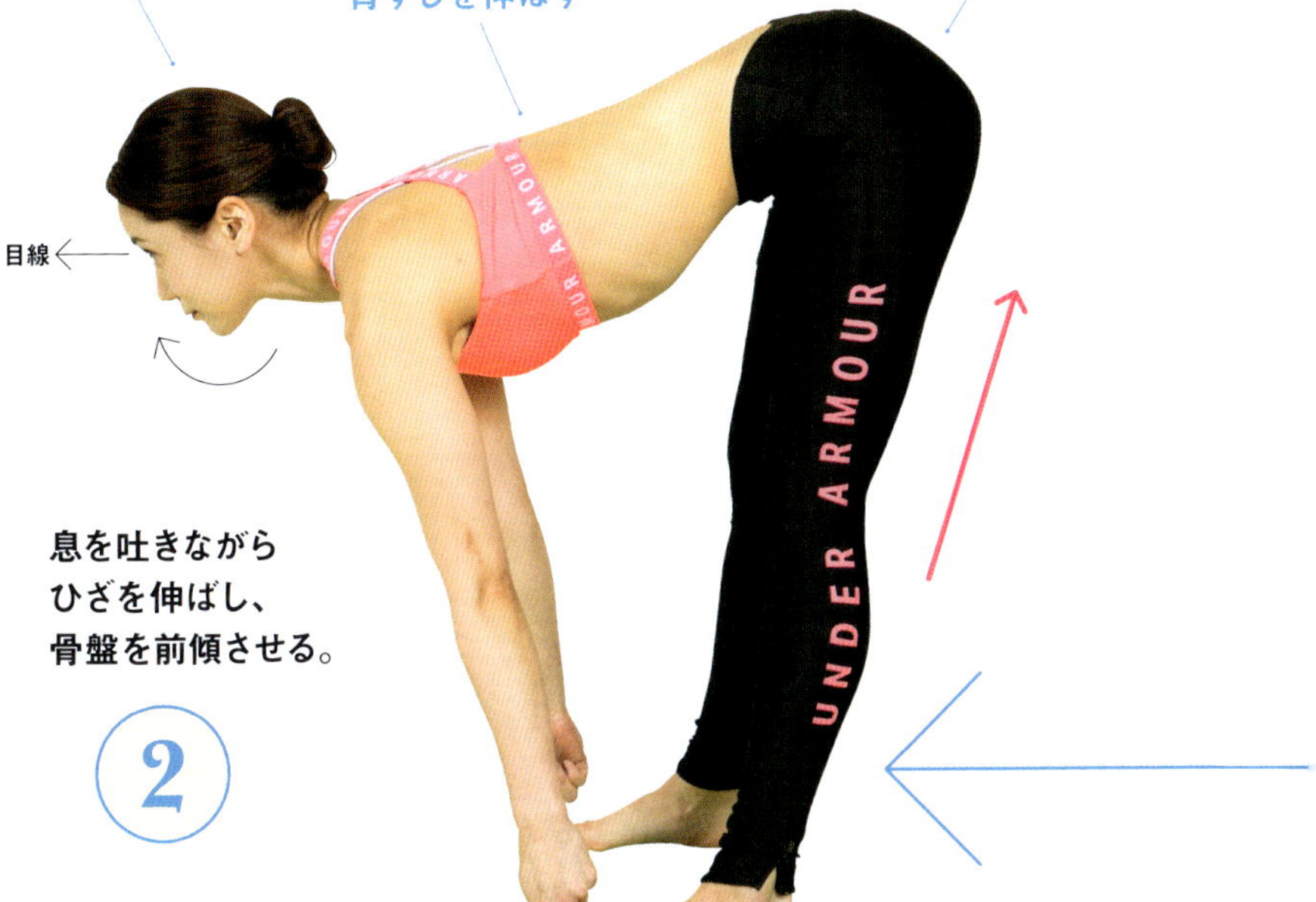

息を吐きながら
ひざを伸ばし、
骨盤を前傾させる。

2

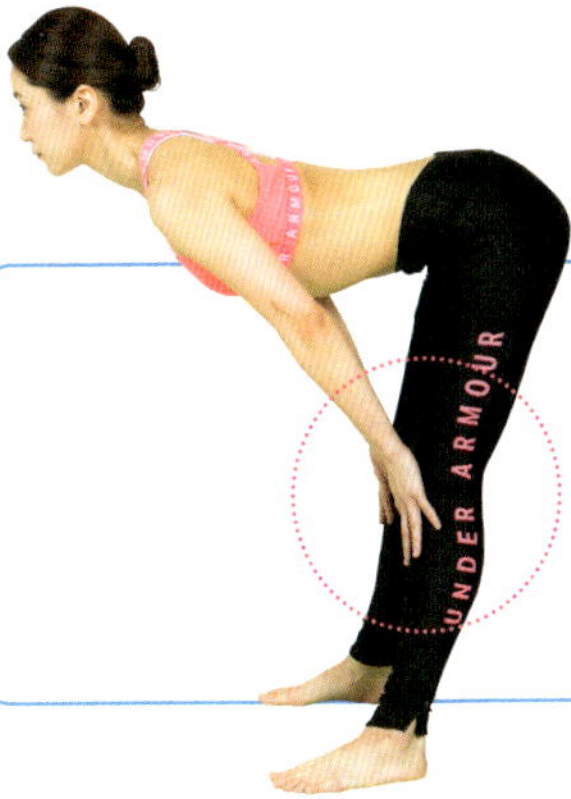

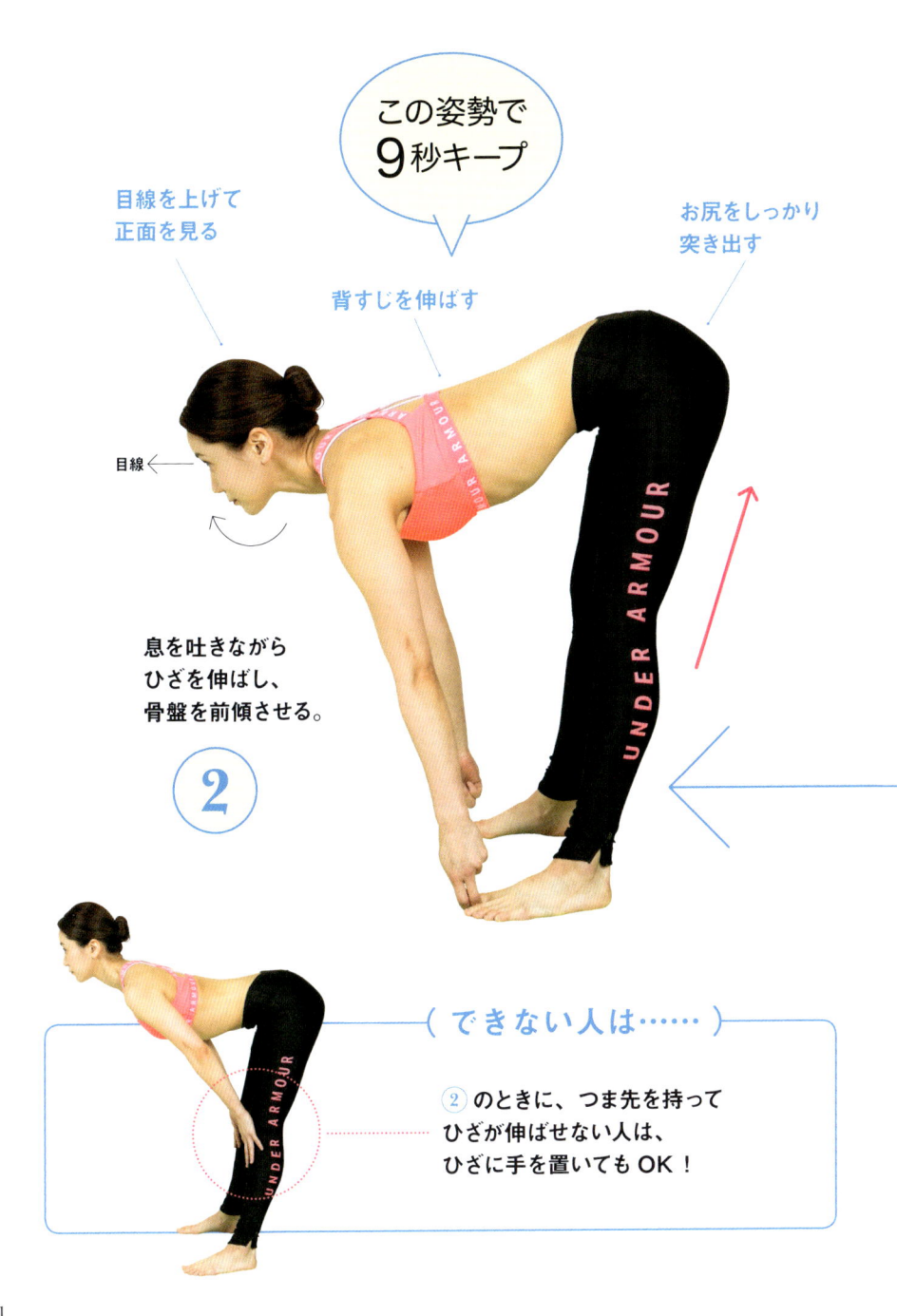

（できない人は……）

2 のときに、つま先を持って
ひざが伸ばせない人は、
ひざに手を置いてもOK！

超
かんたん
ヨガ
02

足幅を広めにとったスクワットで
骨盤底筋を直接鍛える

ワイドスクワット

足幅を大きくとって行うスクワットです。**ひざを曲げるときに、お尻の穴にキュッと力を入れるのがポイント。**腹筋群、臀筋群、内転筋群がゆるみ、本来鍛えることが難しい骨盤底筋だけに直接アプローチすることができます。

　また、下半身の筋肉のトレーニングとして有名なスクワットは、上体をしっかり支える必要があるので、多裂筋も鍛えることができます。

1

肩幅よりも広く両足を開いて立つ。息を吐きながら骨盤底筋を持ち上げるイメージで呼吸をくり返す。

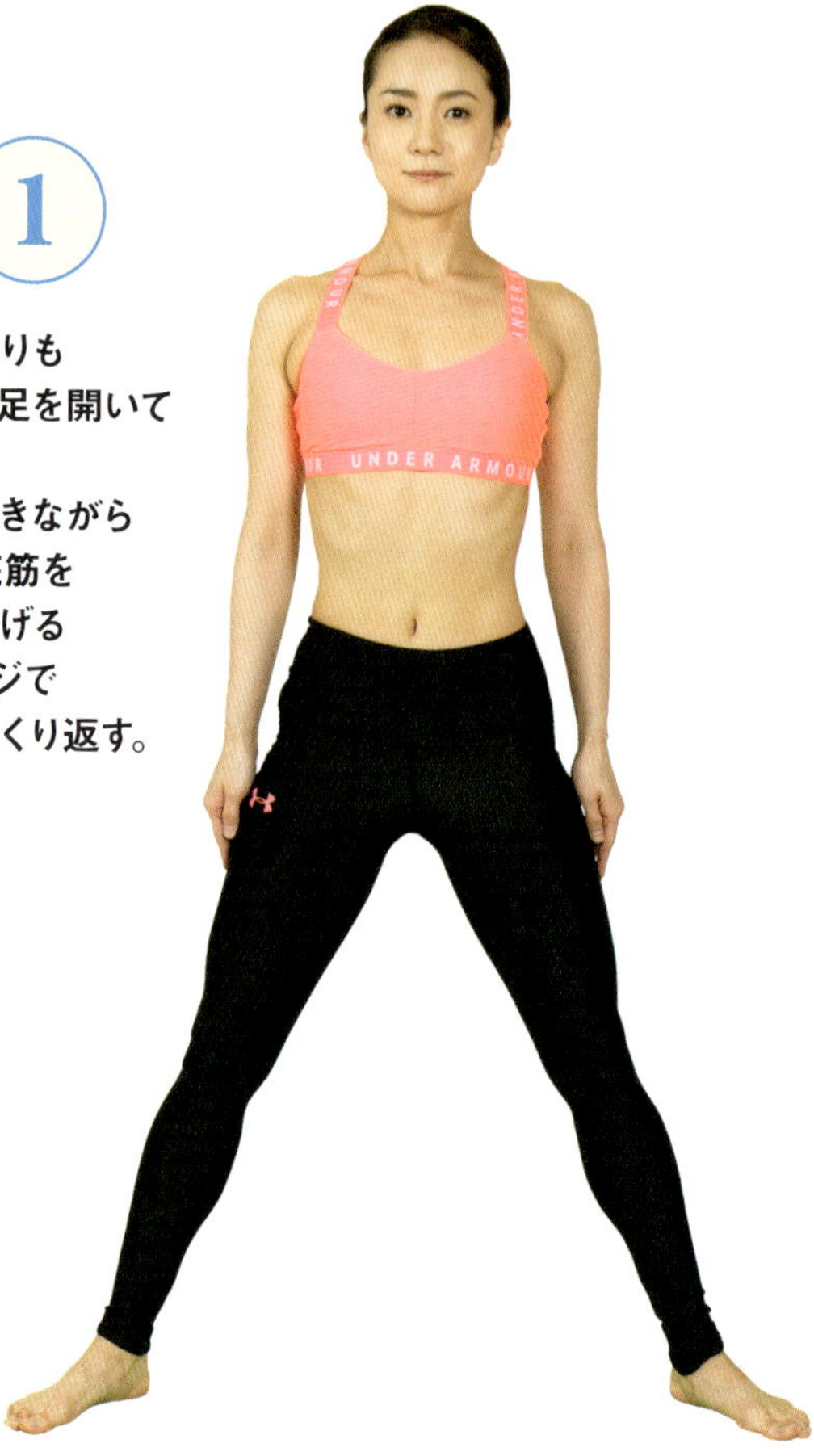

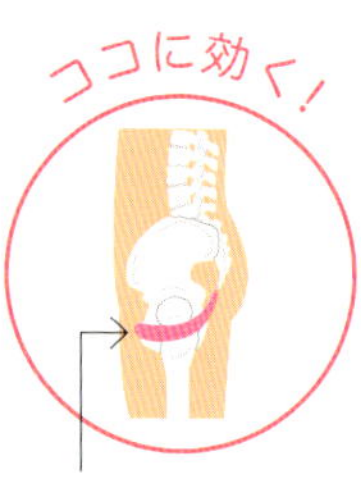

2

**息を吐きながら
お尻の穴をキュッと締め、
ひざを曲げて腰を落とす。**

上体は前傾させて
左右の手を
両ひざに置く。
ひじは伸ばす

首と
背すじを伸ばす

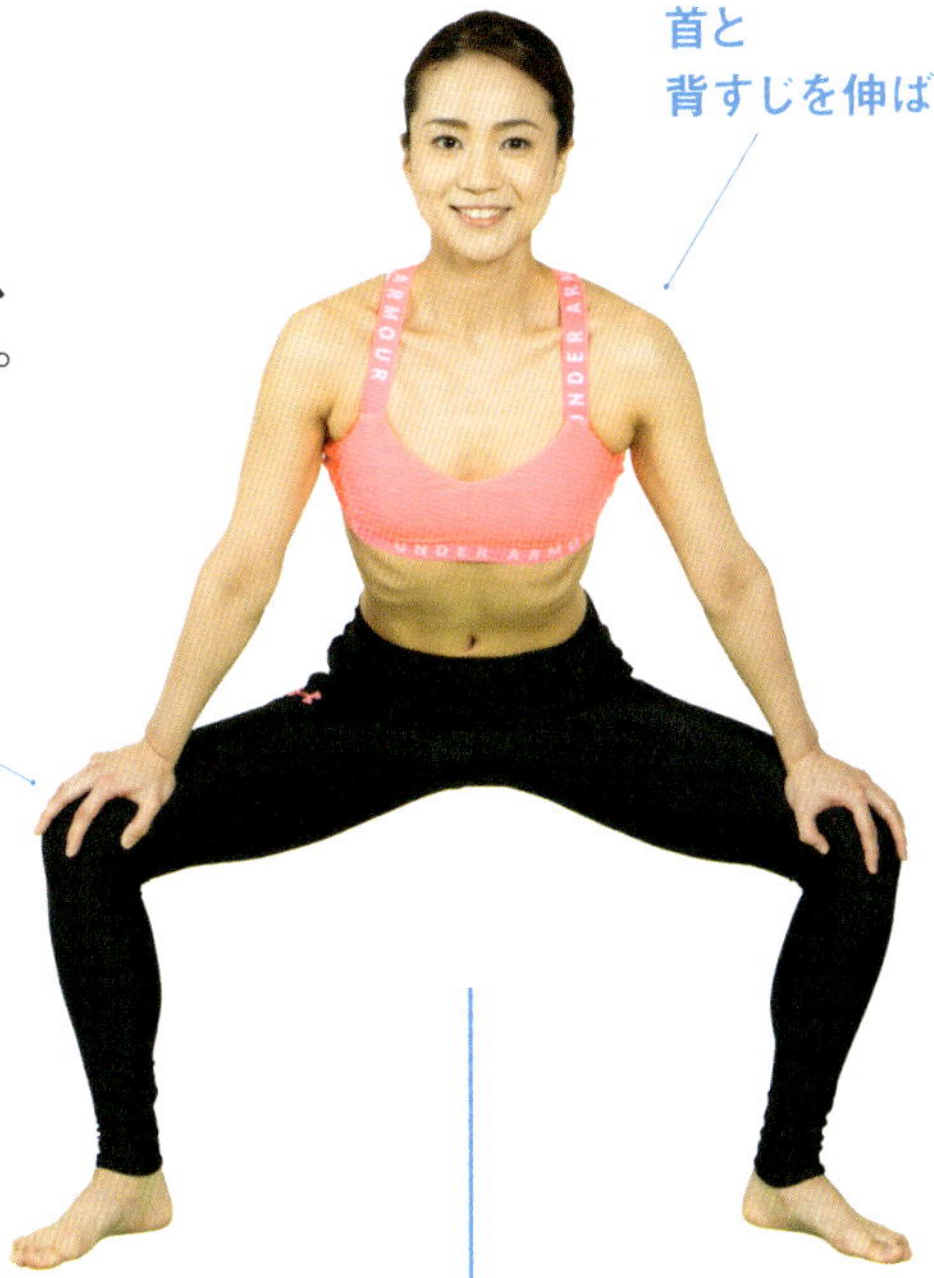

3

**さらに深くひざを
曲げて床と太ももが
平行になるまで
腰を深く沈める。**

この姿勢で
9秒キープ

ひじはひざの
上に置く

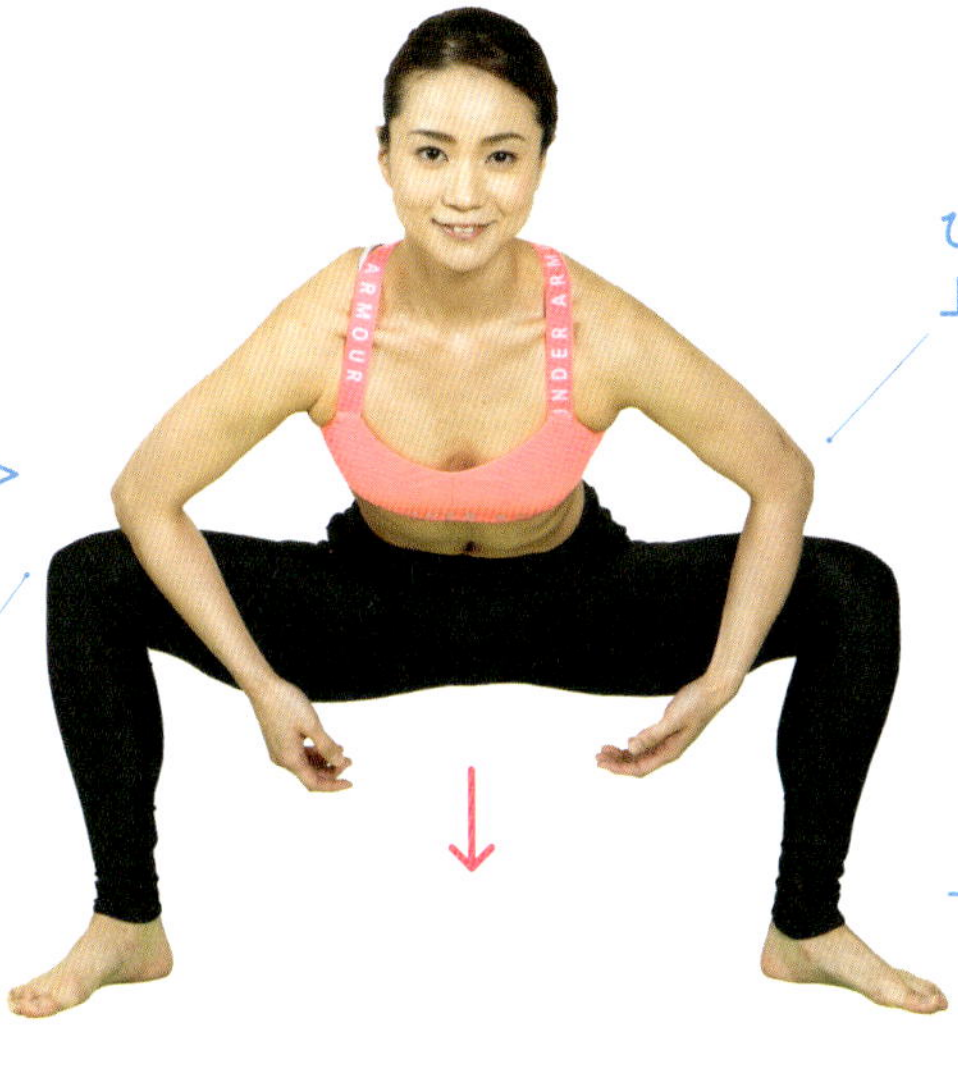

ひざが足先よりも
前に出ないように注意！

超かんたんヨガ

03

体を後ろに倒す"Z"のポーズで腹圧を高めて腹横筋を強化

スッキリZ

体全体を使って「Z」の形を作るポーズです。上体を後ろに倒すときは、**首、背中、ひざが斜めの一直線になるように意識してみましょう。**このとき、腹圧がかかって深層にある腹横筋が収縮し、連動して横隔膜と骨盤底筋も収縮しています。足の甲を床につけるのは、効果的に腹圧をかけるため。足の親指をくっつけてひざを開くことで、実は内転筋群にも効いています。ひざ上もスッキリしますよ！

1

ひざ立ちになり、足の左右の親指をつける。

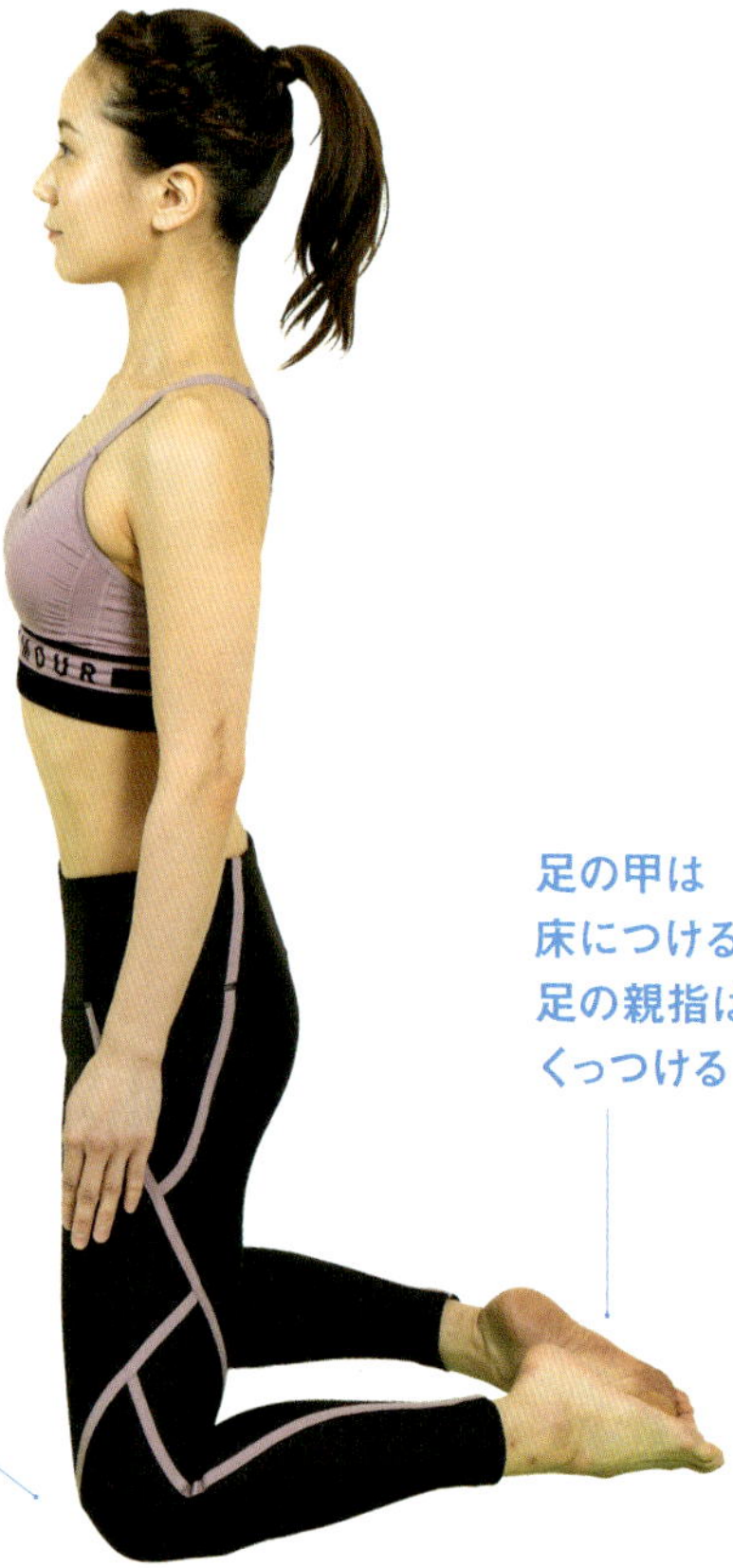

足の甲は床につける。足の親指はくっつける

ひざは肩幅くらいに開く

ココに効く！

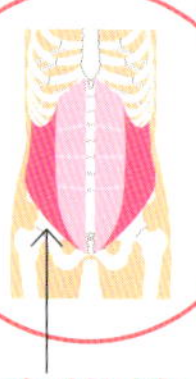

腹横筋

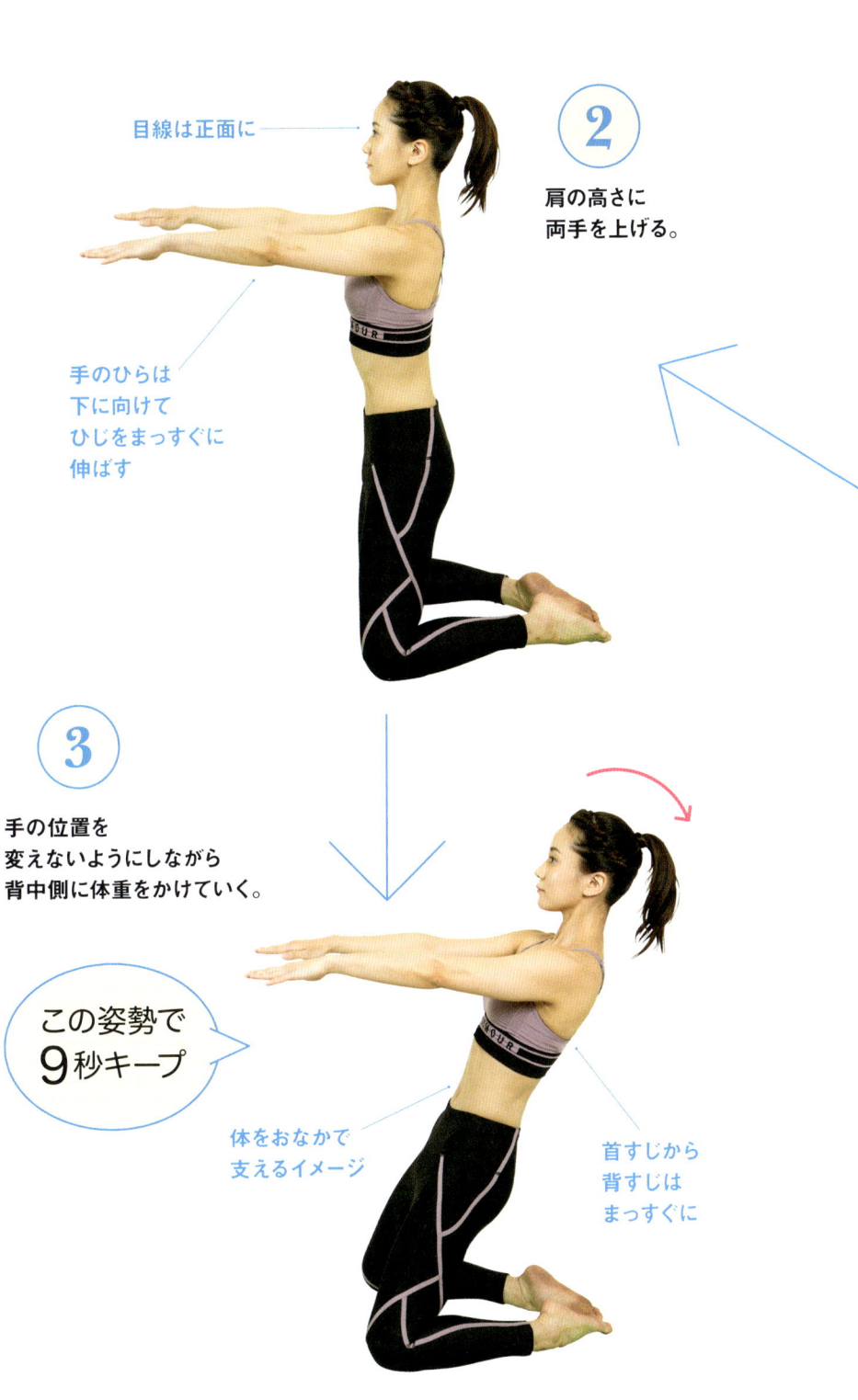

2

肩の高さに
両手を上げる。

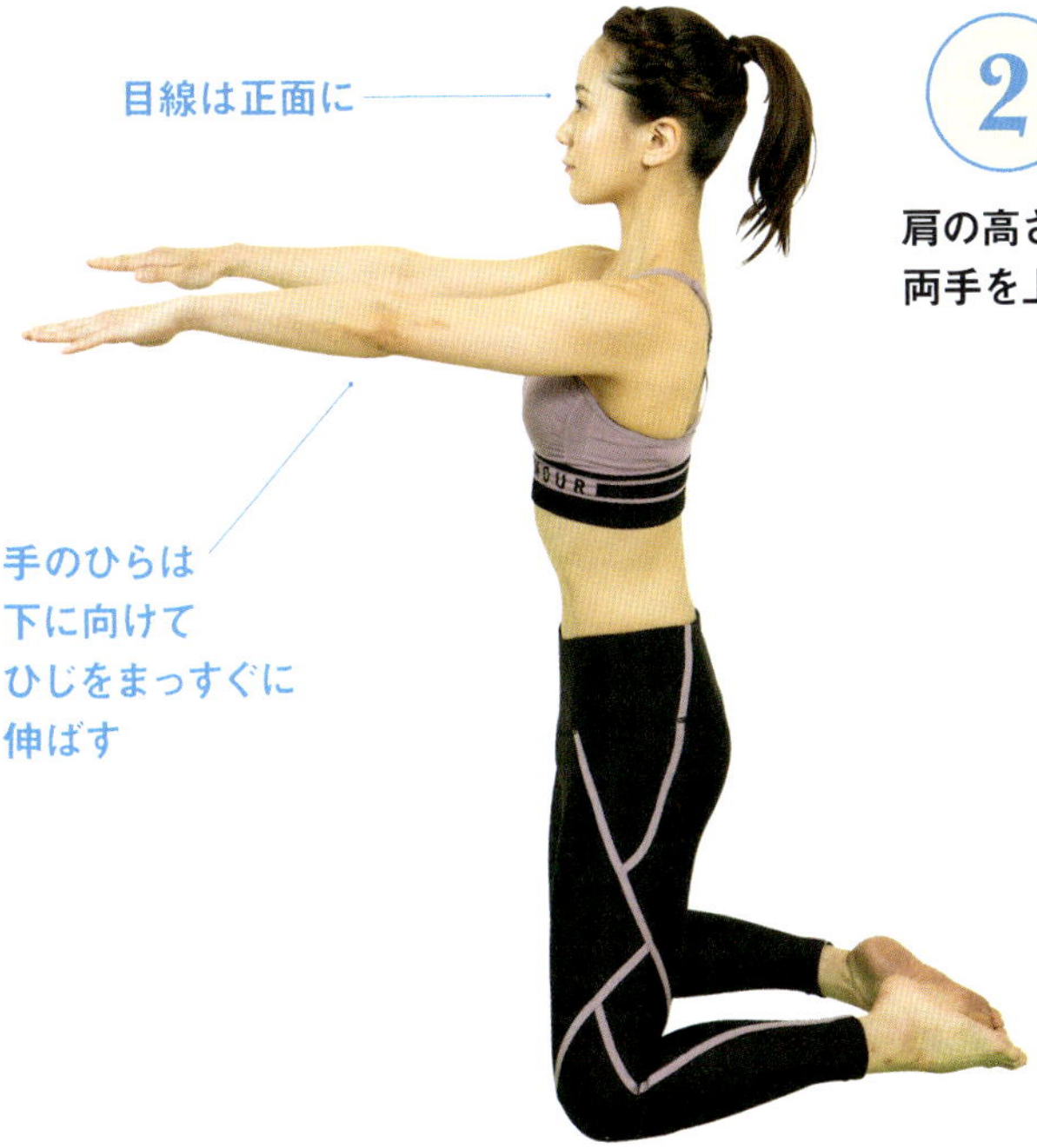

目線は正面に

手のひらは
下に向けて
ひじをまっすぐに
伸ばす

3

手の位置を
変えないようにしながら
背中側に体重をかけていく。

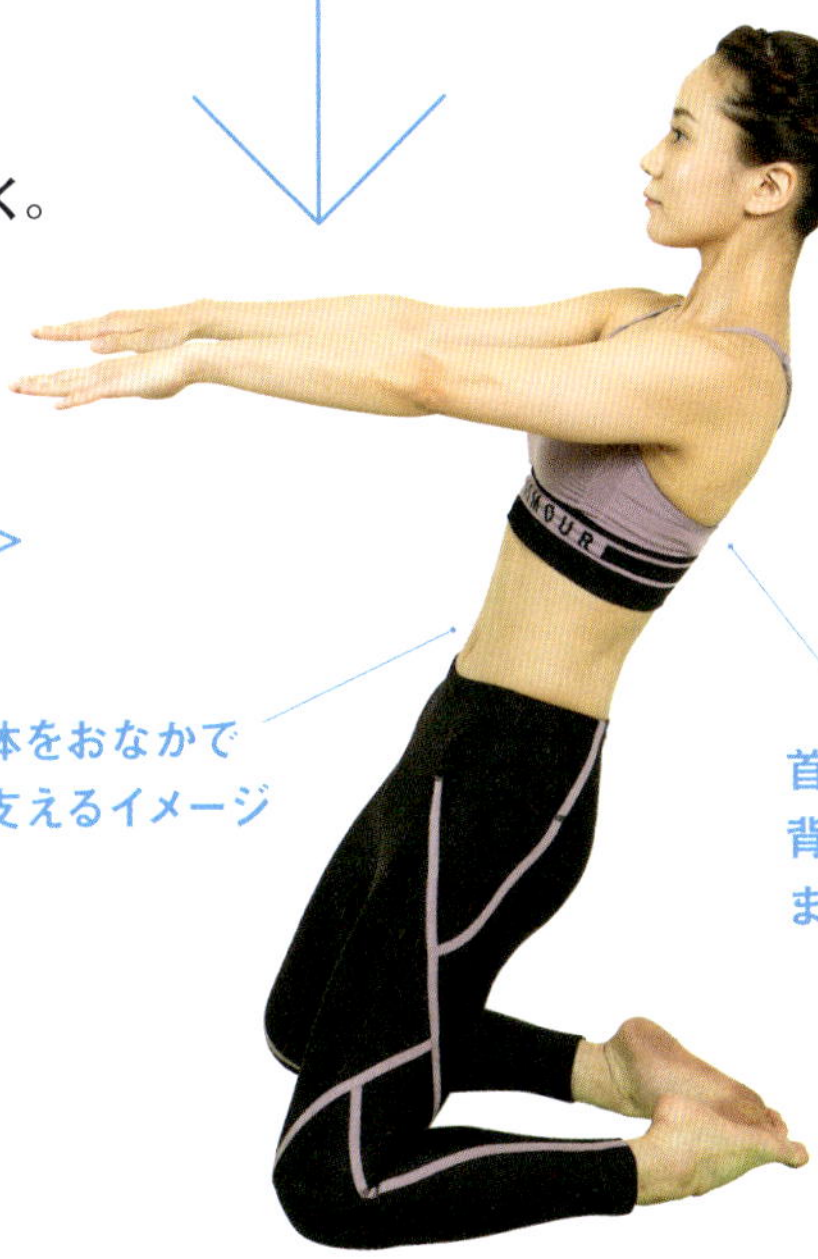

この姿勢で
9秒キープ

体をおなかで
支えるイメージ

首すじから
背すじは
まっすぐに

超 かんたんヨガ

04

オンリーニー

あえて不安定な体勢を保つことで腹横筋にアプローチ

1 手とひざをついて四つんばいになる。

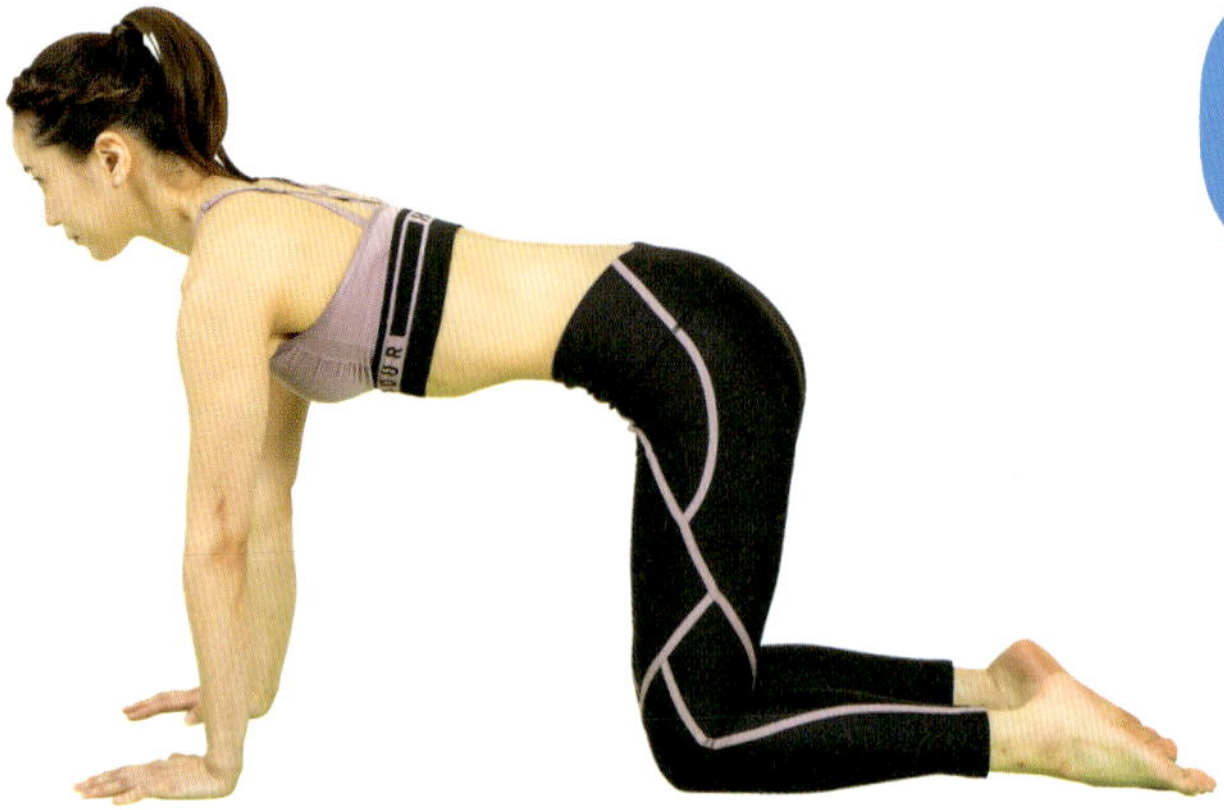

手首は肩の真下、両ひざは股関節の下にくるように

2 右手を前へ、左脚を後ろへ向かってまっすぐに伸ばす。

おへそを持ち上げるようなイメージでおなかが落ちないように！

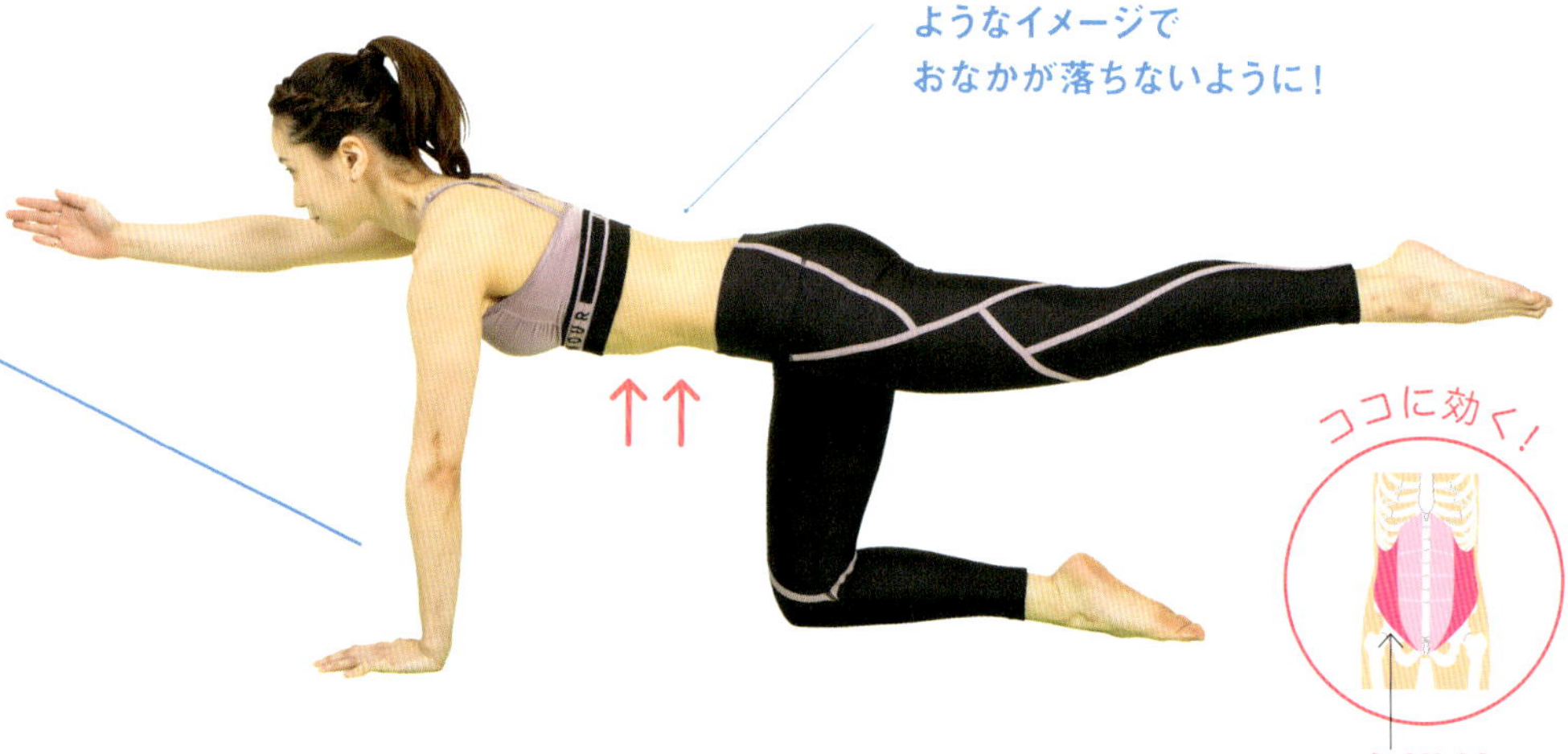

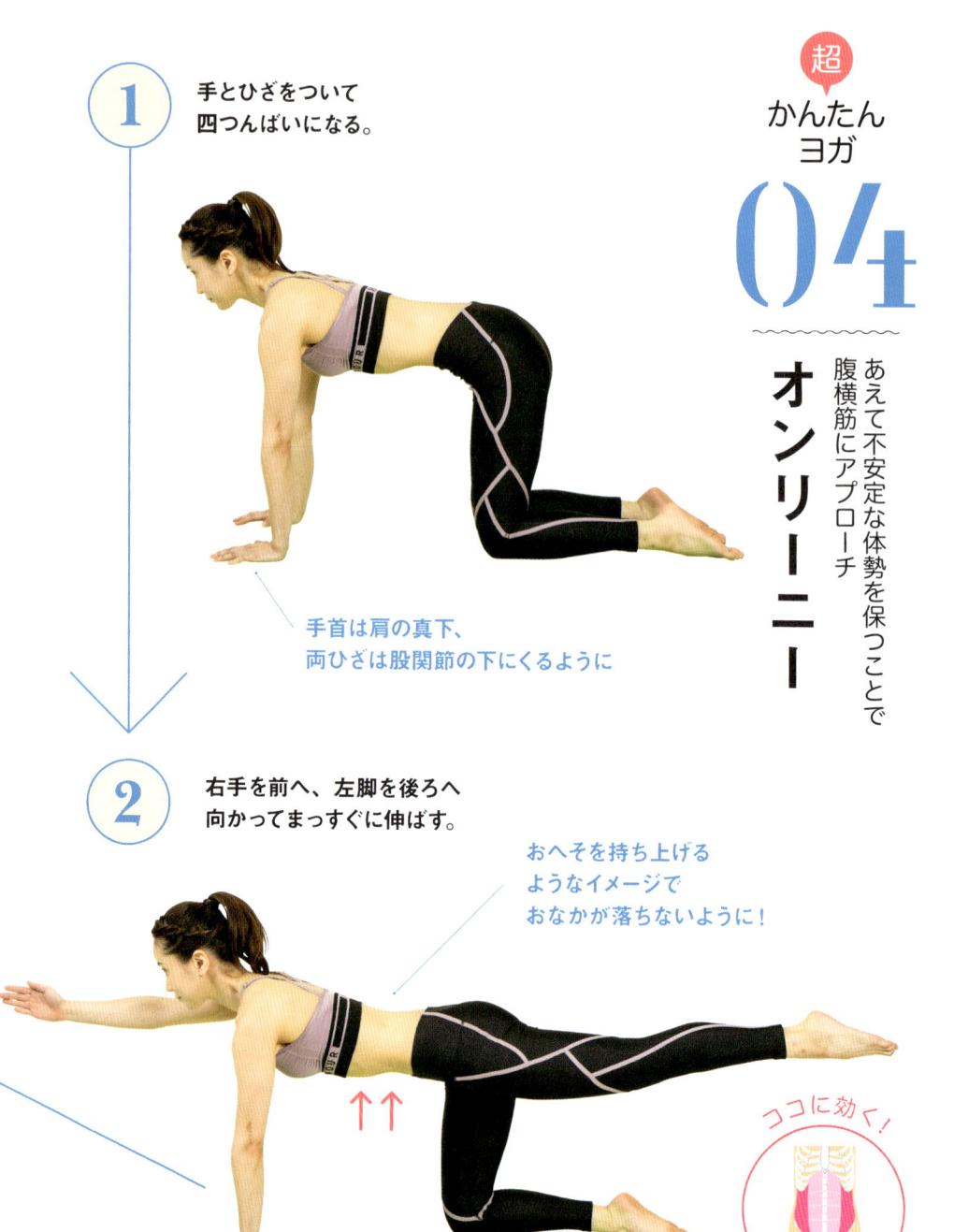

四つんばいになって片手と足先を上げるポーズです。最終段階で、ひざをついたほうの足先をグッと上げることにより、さらに強力に腹横筋に刺激を入れることができます。

床についた手とひざだけで体を支えようとすると、グラグラしてしまうかもしれません。バランスを保つためには、体幹を使って体を支えることが重要。**難しければ、最初は足先を下ろした状態から練習してください。**

3
床についたほうのひざを押して足先を上げる。伸ばした手先と足先は一直線に保つ。反対側も同様に①～③を行う。

この姿勢で
9秒キープ

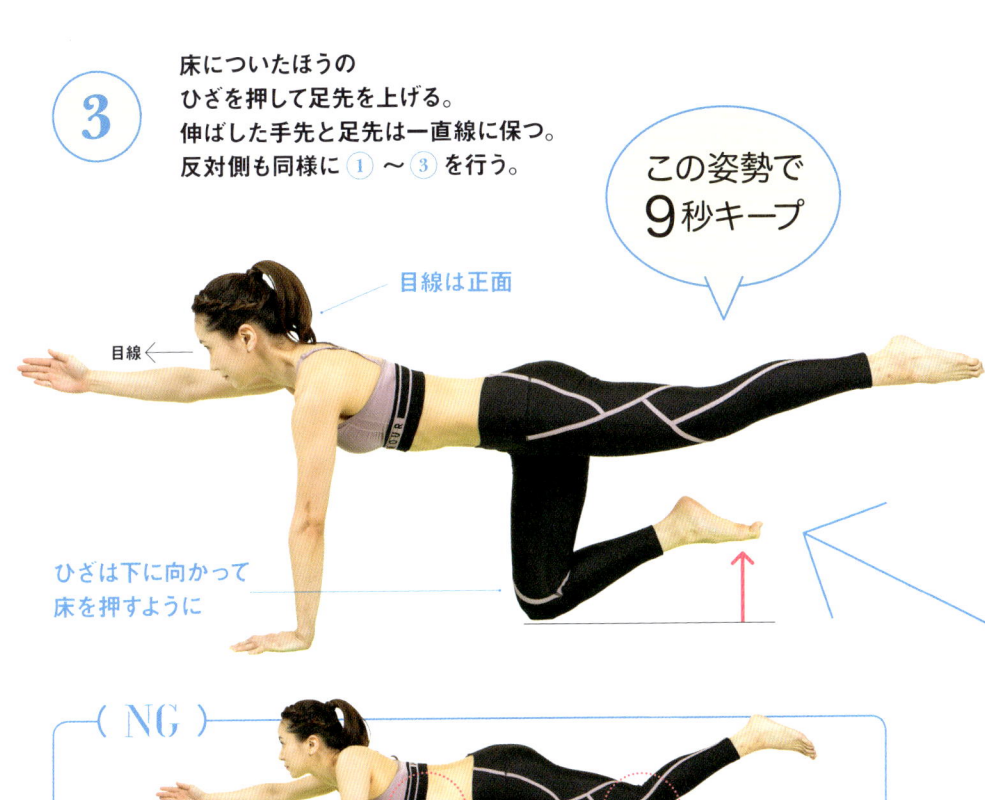

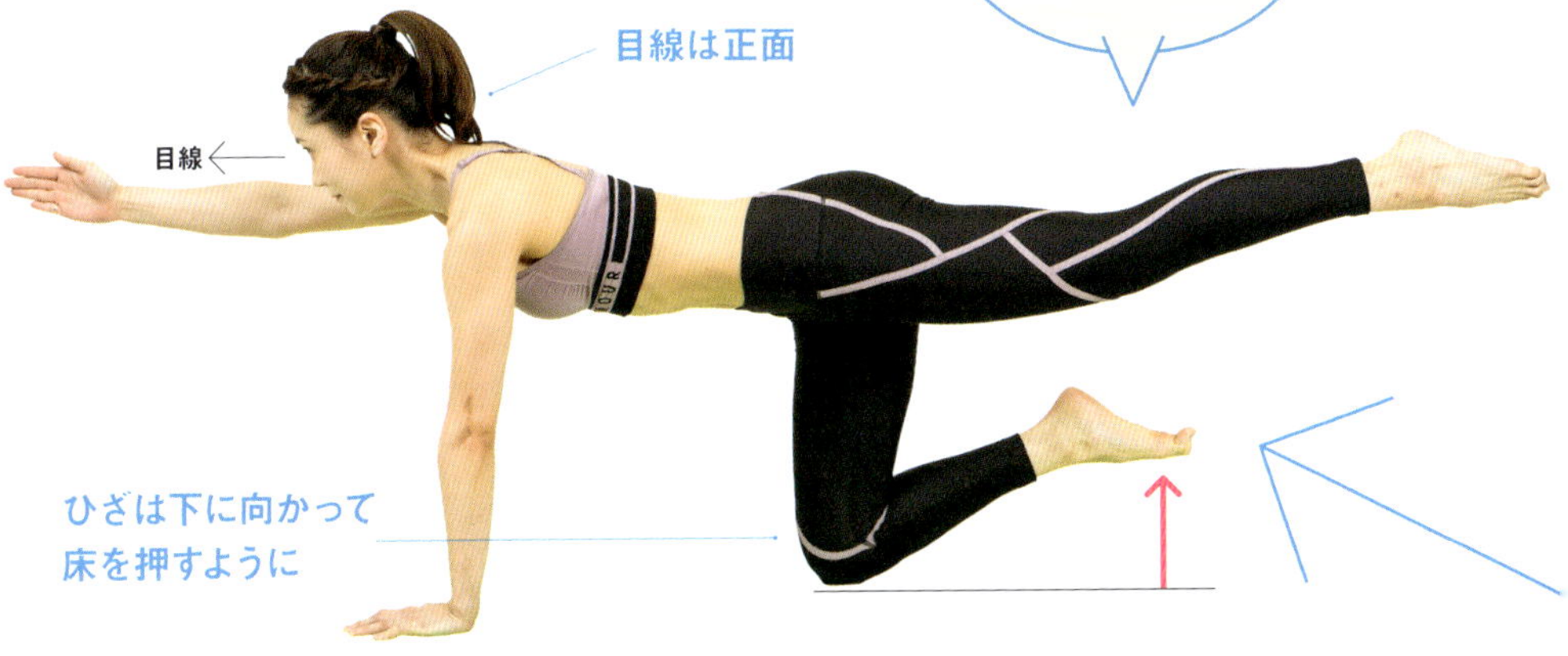
目線は正面
目線
ひざは下に向かって
床を押すように

（NG）

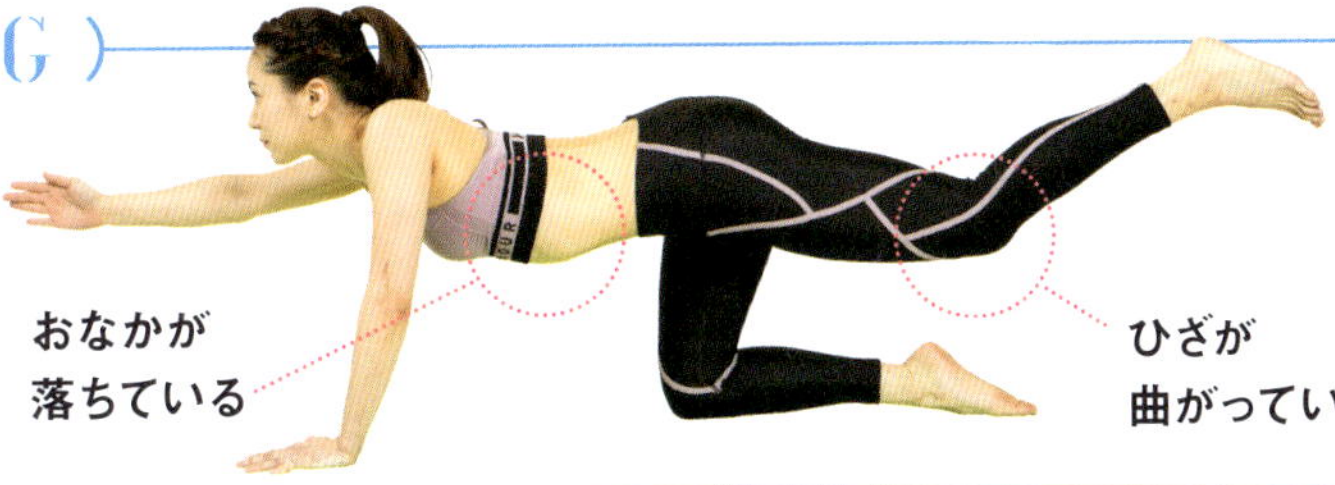
おなかが
落ちている
ひざが
曲がっている

超

かんたんヨガ

05

スーパーマン

空飛ぶイメージで背中を伸ばして多裂筋をトレーニング!

うつ伏せの状態から手脚を浮かせて、背中を走る多裂筋を鍛えるポーズです。多裂筋が収縮するとき、連動して骨盤底筋にも刺激が入ります。

最初に右手と左脚を浮かせ、次に左手と右脚を浮かせて、対角に伸び合うようにするとバランスがとりやすいでしょう。**手のひらを上向きに返すことで、強力に多裂筋を鍛えることができます**。慣れないうちは、手のひらは下向きでもOKですよ!

1 **床にうつ伏せに寝て、両手両脚を伸ばす**

両手は前に伸ばして力を抜く

実は大臀筋にも効いています!

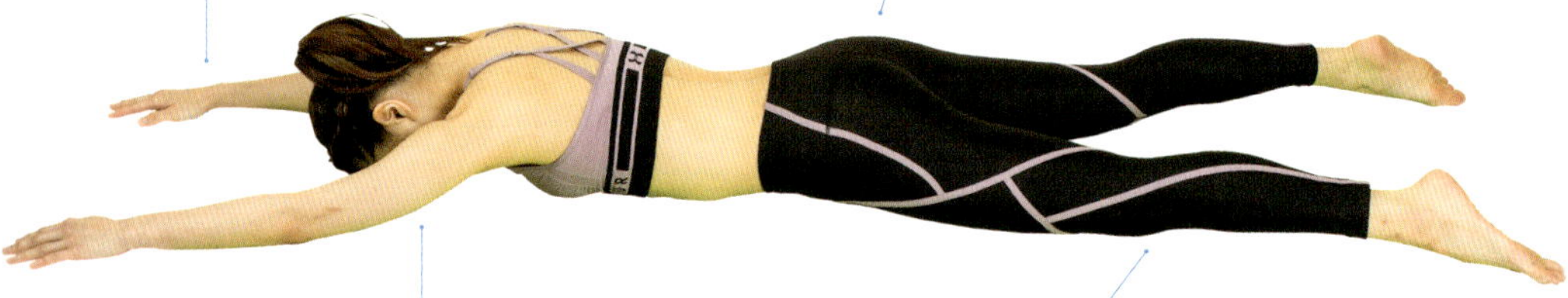

おでこは床につける

両脚は腰幅より広めに開いて脱力させる

ココに効く!

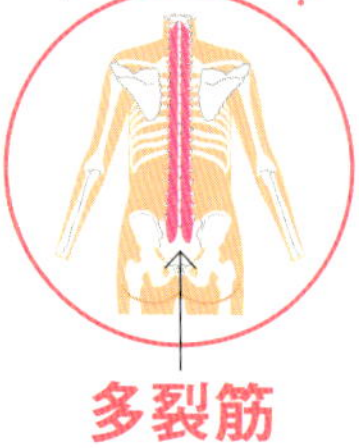

多裂筋

この姿勢で
9秒キープ

2 まず右手と左脚を浮かせ、
バランスがとれたら
さらに左手と右脚も上げる。

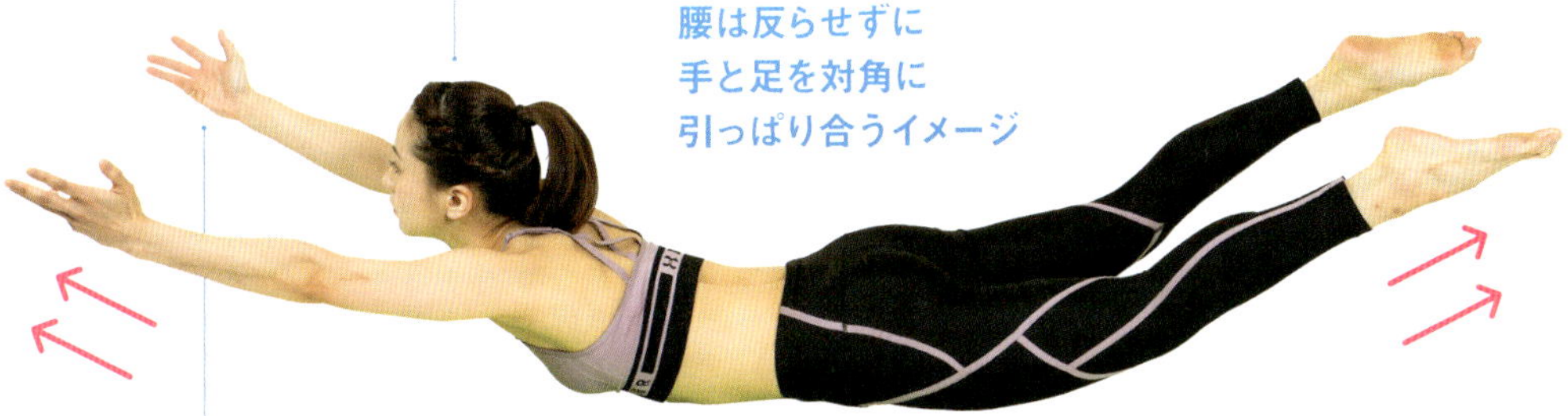
顔を上げて目線は
正面を見る
腰は反らせずに
手と足を対角に
引っぱり合うイメージ
手のひらは
上に向ける

超 かんたんヨガ

06

スカイダイビング

背中と同時にヒップも鍛えて後ろ姿美人を作るポーズ

「スーパーマン」（→P.58）のレベルアップバージョンです。両腕を体側に伸ばし、多裂筋により強い刺激を与えることができます。

「スーパーマン」と同様に、まず右手と左脚、次に左手と右脚を浮かせて、対角に伸ばし合ってバランスをとりましょう。**お尻の大臀筋も鍛えることができ、ヒップアップ効果も抜群！**

1 **床にうつ伏せに寝て、両手両脚を伸ばす**

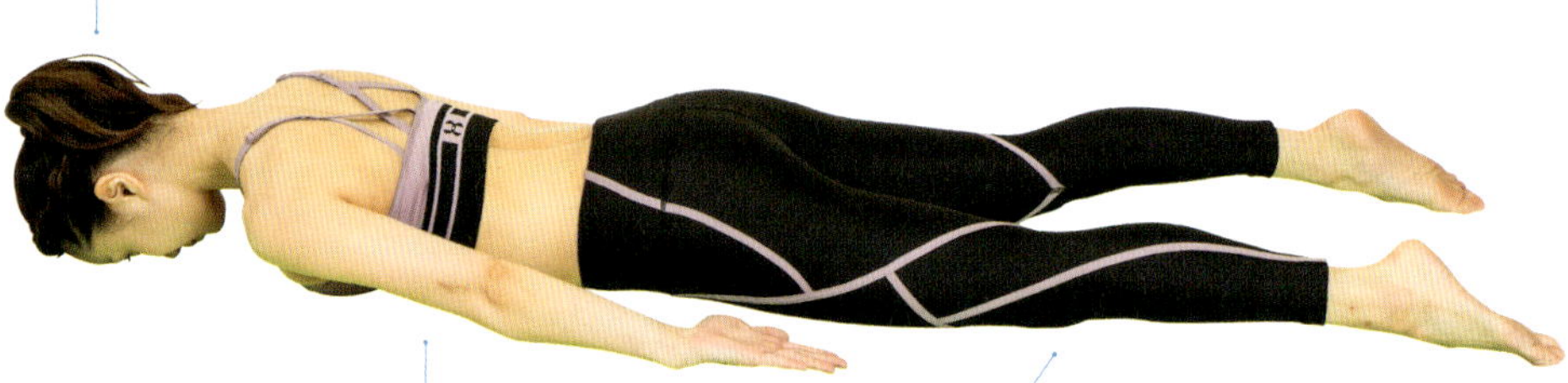

おでこはマットにつける
両腕は力を抜いて体の横に
両脚は腰幅より広めに開いて脱力させる

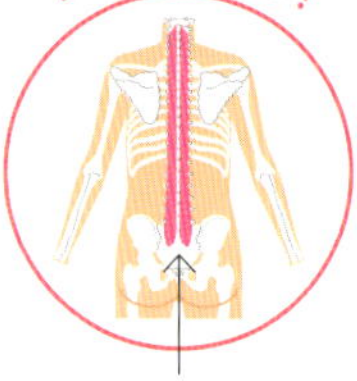

ココに効く！
多裂筋

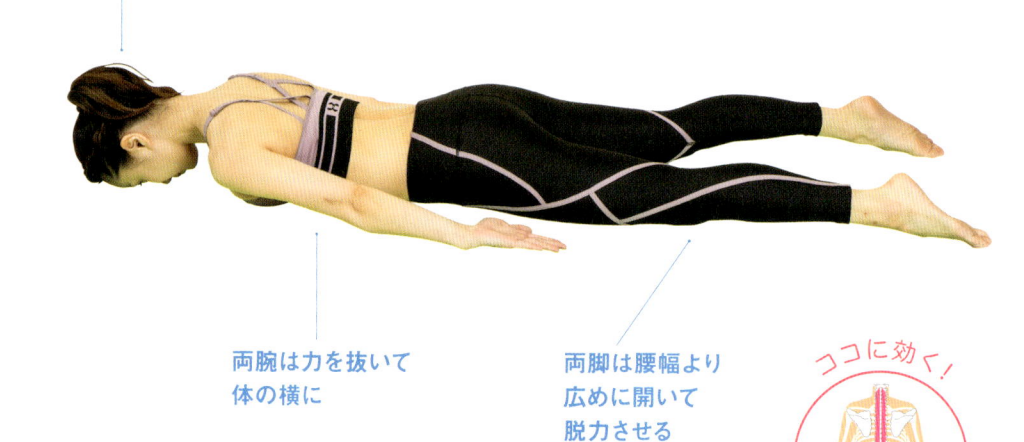

この姿勢で
9秒キープ

2 まず右手と左脚を浮かせ、目線を上げる。
バランスがとれたら、さらに左手と右脚も上げる。

手のひらと足の裏は
上を向けて、
後方に気持ちよく伸ばす

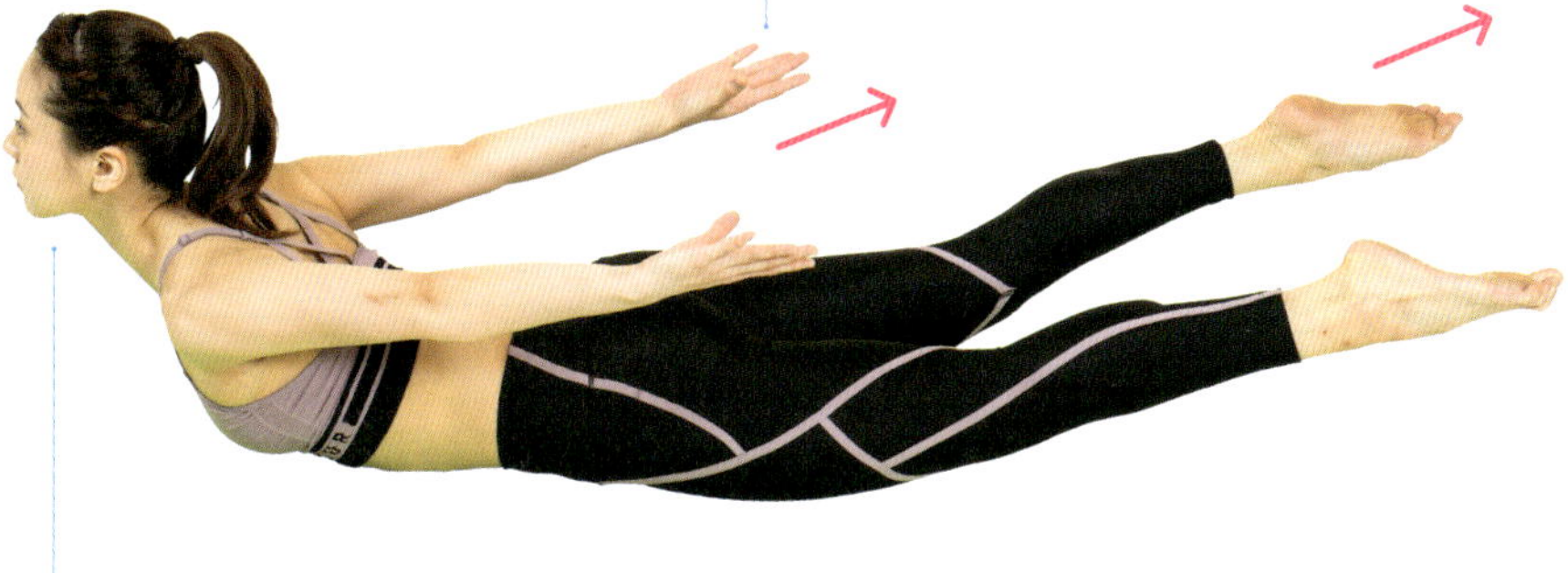

顔を上げて
目線は正面を見る

注意：腰が痛む方は「スーパーマン」を
行いましょう

超
かんたん
ヨガ

07

一見地味でも股関節のインナーを
効果的に鍛えるポーズ

ドルフィンテール

両足のかかとをつけて足先を開いた様子がイルカのしっぽのように見えることから、この名前をつけました。

ひざを閉じて足先を開くことで股関節が外に向かって動き、内閉鎖筋を鍛えます。同時に、連動して骨盤底筋にも刺激が入ります。**一見するとラクに見えるポーズですが、やってみるとジワジワと下半身に効くことを実感できるはず！** さらに、ヒップアップ効果もありますよ。

1 **両脚を閉じてうつ伏せになり、両かかとをつけて足先を開く。**

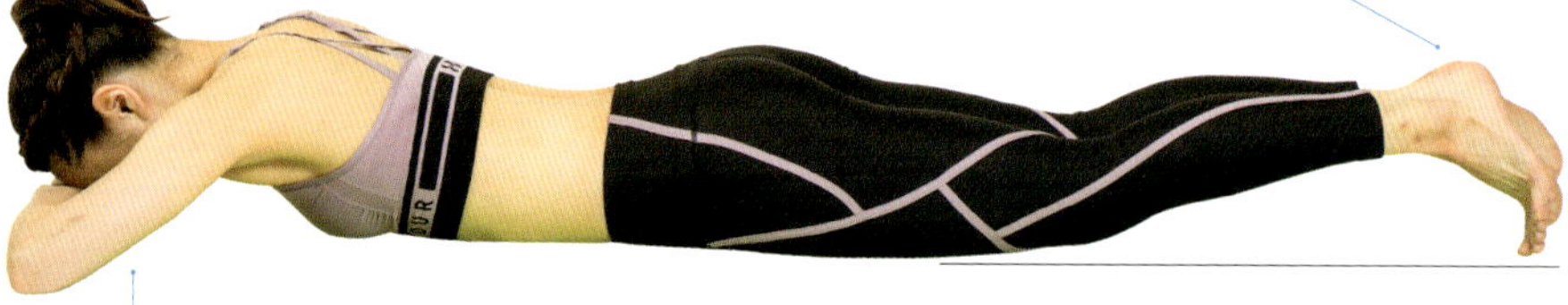

両かかとをつけて
足先は開いておく
両手を合わせ、
その上におでこをのせると
上半身が安定する

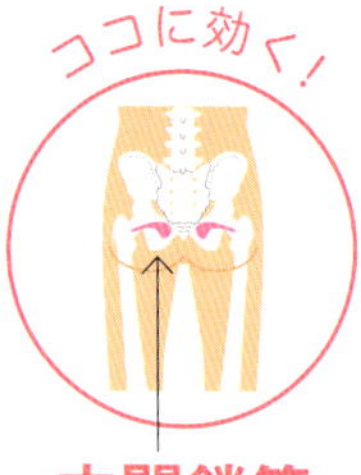

ココに効く！
内閉鎖筋

この姿勢で
9秒キープ

2

両かかとが離れないように
意識しながら、
ひざを伸ばしたまま浮かせる。

ひざは曲げずに伸ばす！
ひざが床から
少しでも離れればOK！

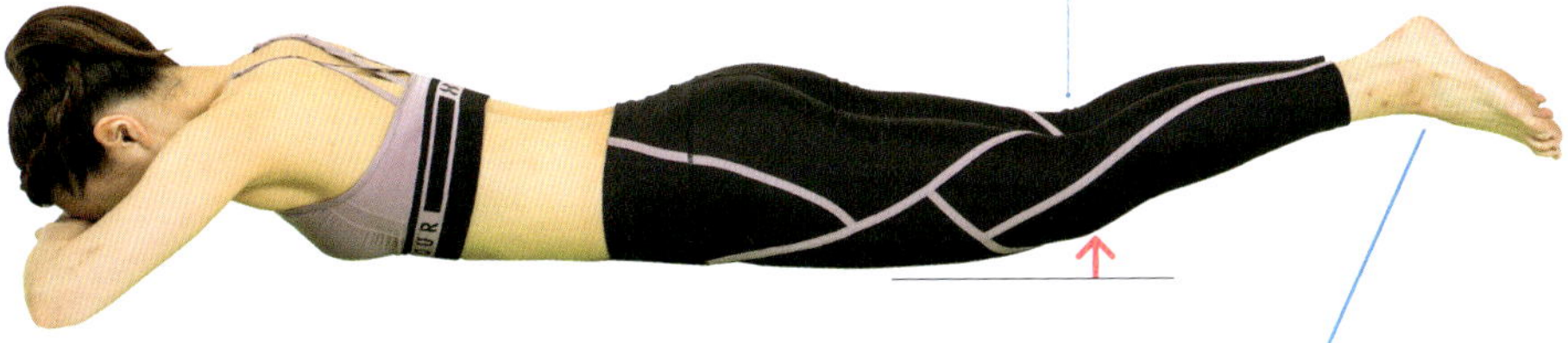

かかとをつけて
「ハ」の字になるように
足先が開いた状態を
キープする

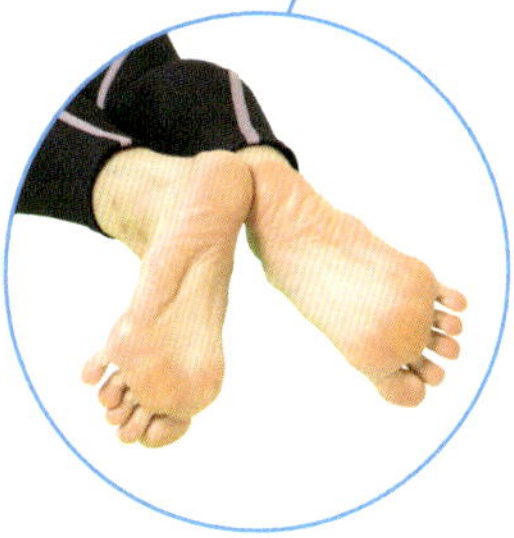

超
かんたんヨガ

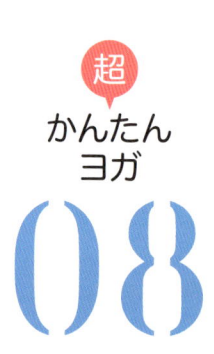

08

ゆるみがちな内転筋群を鍛えてヒップアップ効果も!

ドルフィンツリー

「ドルフィンテール」(→P.62)と同様の動きを、今度は立った姿勢で行うポーズです。つま先立ちになってひざを寄せるとき、太もも内側の内転筋群が使われます。内転筋群は股関節を内側に向ける筋肉で、その動きによって間接的に骨盤底筋にアプローチできます。**つま先立ちになるときにお尻にもキュッと力を入れると、内転筋群を鍛える効果がさらにアップ!**

1

「気をつけ」の姿勢で立つ。両かかとをつけて足先は開く。

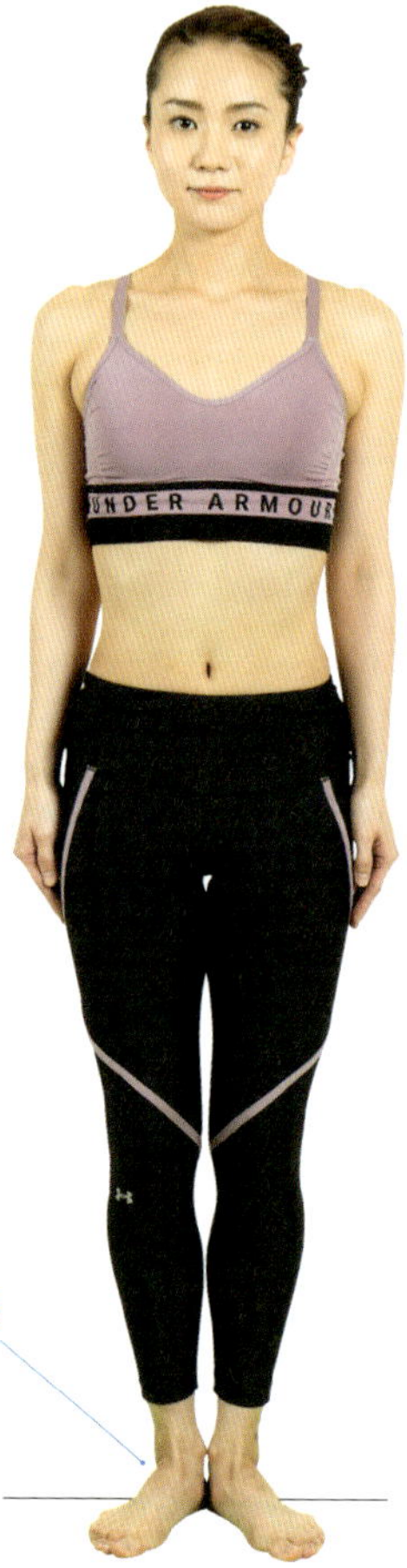

かかとの部分だけをくっつける

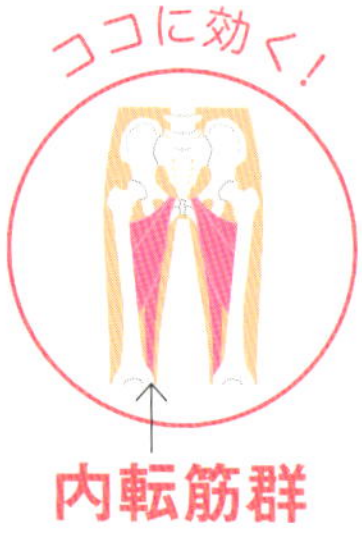

この姿勢で
9秒キープ

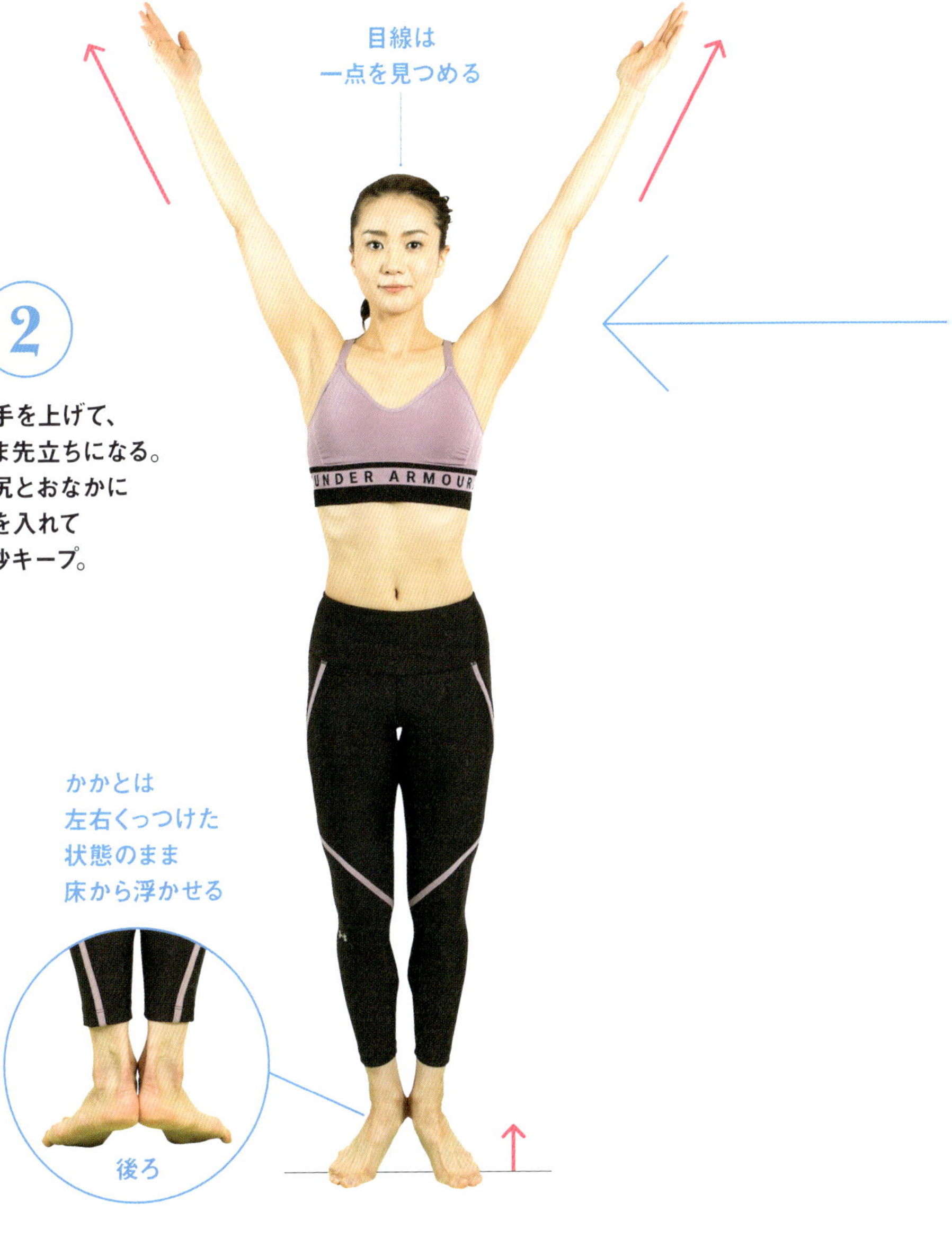
目線は
一点を見つめる
かかとは
左右くっつけた
状態のまま
床から浮かせる
後ろ

2

両手を上げて、
つま先立ちになる。
お尻とおなかに
力を入れて
9 秒キープ。

超かんたんヨガ

09

内転筋群を鍛えながら
くびれを作る脇腹にもアプローチ

クワトロアップ

1

右側を下にして横向きに寝そべり、
肩の下に右ひじをついて上体を起こす。

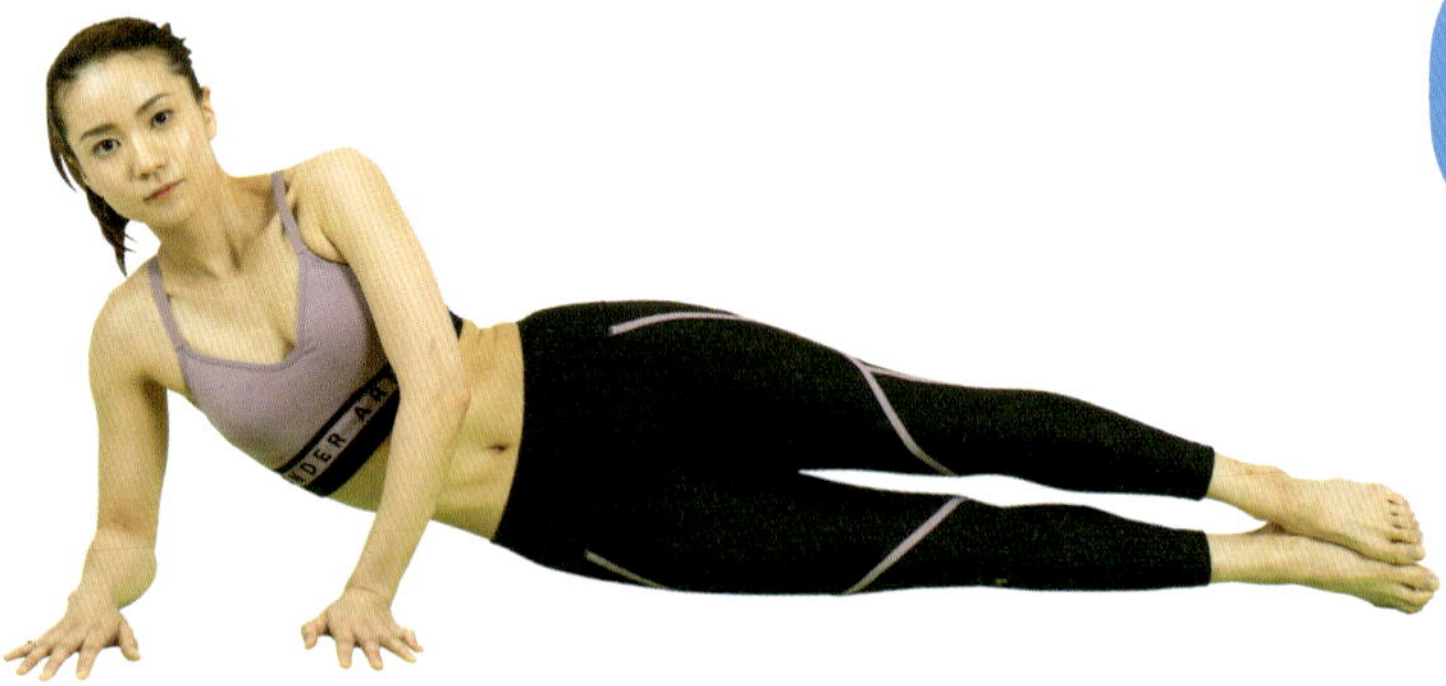

下半身はまっすぐに伸ばして
足先までそろえておく

2

左ひざを立て、
両脚で「4」の字を作る。

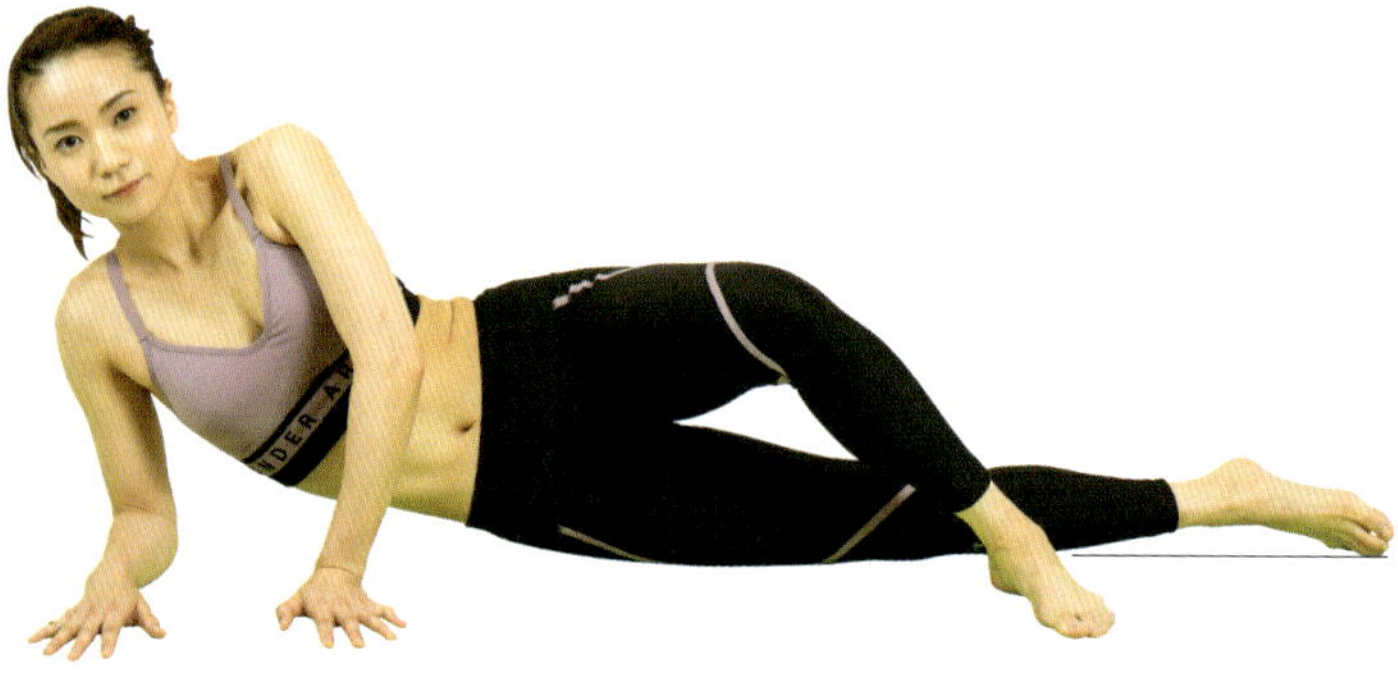

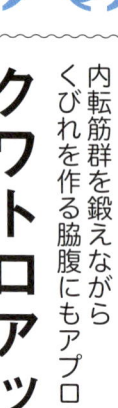

ココに効く!

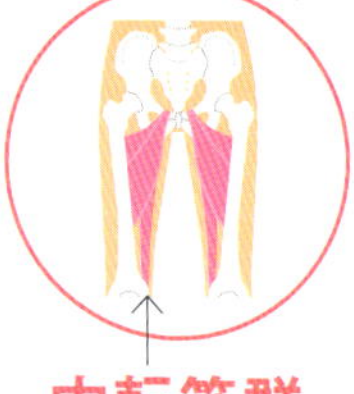

内転筋群

クワトロとは、スペイン語で数字の「4」のこと。伸ばした脚と、もう片方のひざを曲げた脚で「4」の字を作るポーズです。**伸ばした脚を持ち上げるときには、しっかりと足首を前へ曲げて行いましょう。**この状態を作らないと、内転筋群を鍛えることはできません。足先を伸ばした状態では、内転筋群に刺激が伝わらずに、太ももの前にある筋肉（大腿直筋）に効いてしまうので注意してください。

3

伸ばしたままの右脚を持ち上げ、
左手を斜め上に伸ばして脇腹を伸ばす。
反対側も同様に行う。

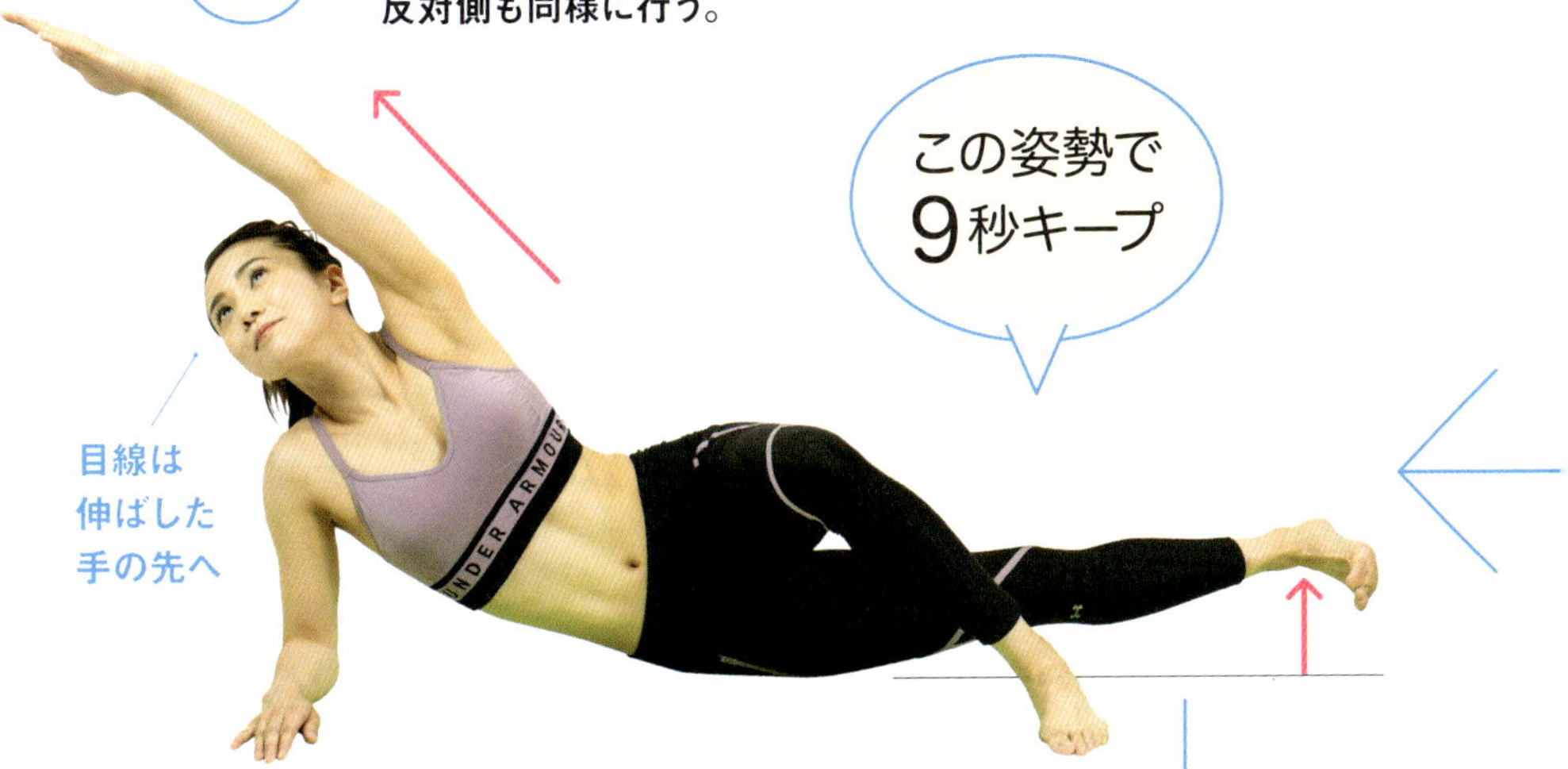
この姿勢で
9秒キープ
目線は
伸ばした
手の先へ

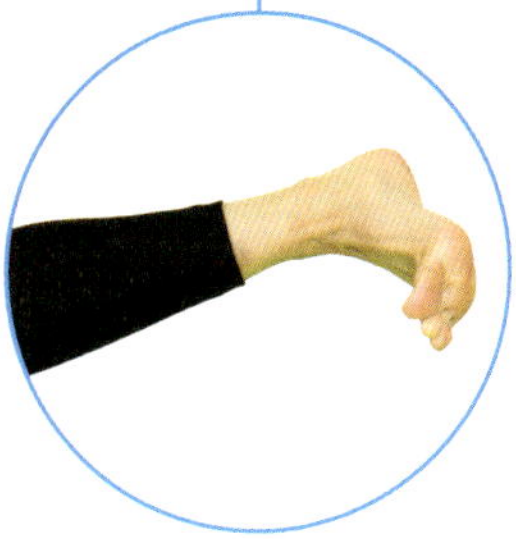

足先を曲げ、かかとから
押し出すように持ち上げる

NG

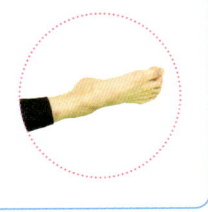

足先が伸びていると
太ももの前にある
大腿直筋に効いてしまい、
内転筋群を鍛えられない。

超
かんたん
ヨガ
10

お尻の筋肉を鍛えながら
縮こまりがちな股関節もゆるめる

ダイヤモンドアップ

ひざを開き、左右の足の裏をくっつけた下半身の様子がダイヤモンドの形に見えることから、この名前をつけました。**お尻を持ち上げるときには、お尻の穴にキュッと力を入れて締めるようにしてください。**大臀筋とお尻を締める筋肉（肛門括《こうもんかつ》約筋《やくきん》）を一緒に使うことで、骨盤底筋に刺激を伝えることができます。ふだん縮こまっている股関節が伸び、リラックス効果もあります。毎日、寝る前の習慣にするのもおすすめです。

1 **あお向けでひざを立て、左右の足の裏を合わせる。**

ひざは自然に開く

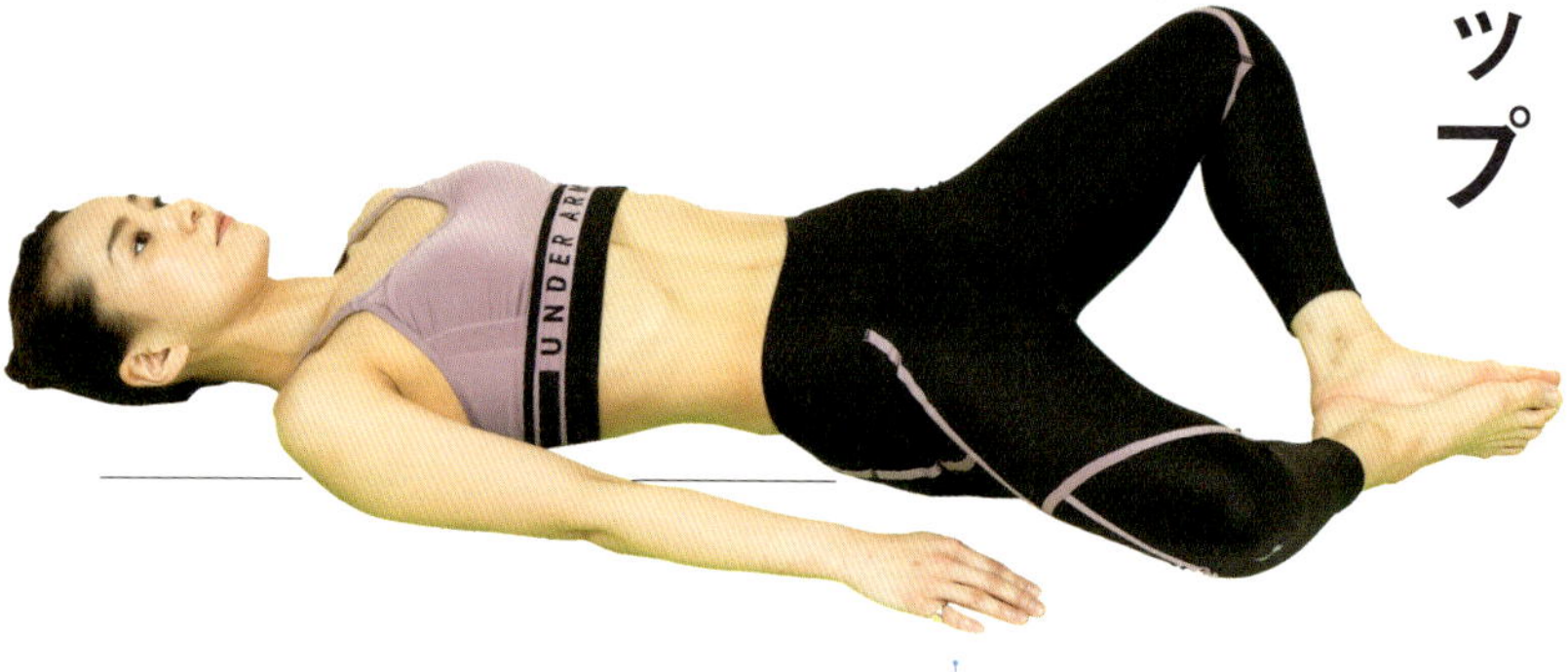

両手は肩幅に開いて床につける

ココに効く！

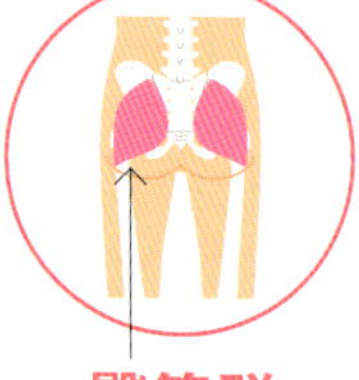

臀筋群

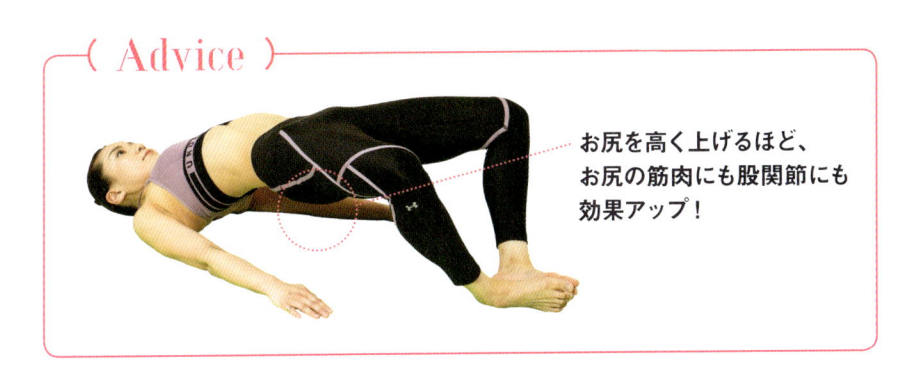

Advice

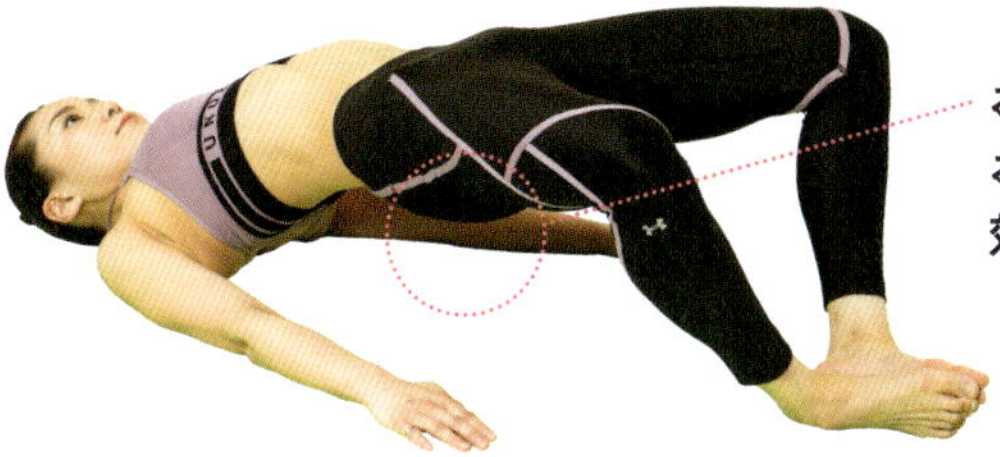

お尻を高く上げるほど、
お尻の筋肉にも股関節にも
効果アップ！

2

両足の裏をしっかりと押しつけ合いながら、
ゆっくりとお尻を上げる。
そのまま9秒キープしたらゆっくりと下ろす。
①～②を5回くり返す。

ひざは
開いたままで！

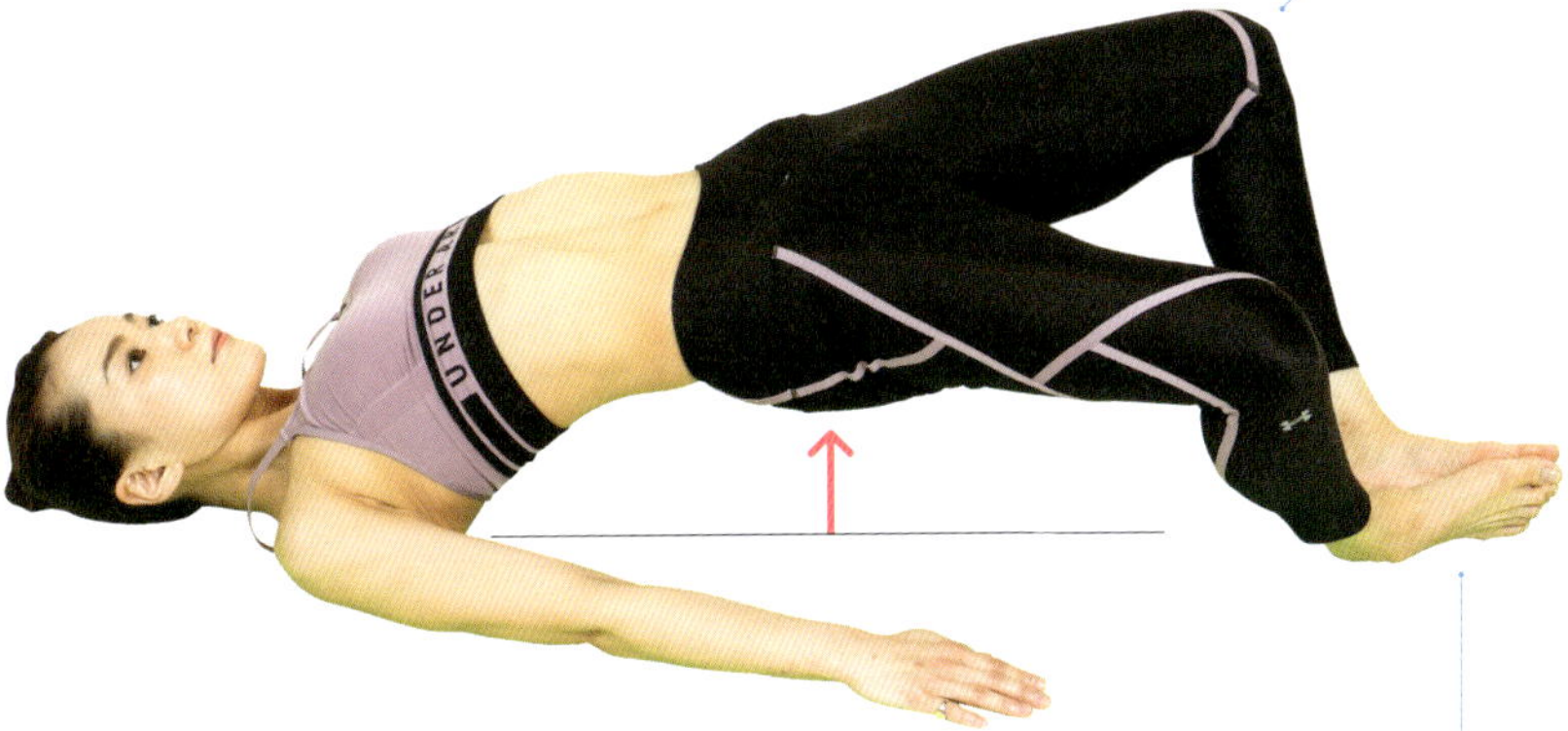

両足の甲の小指側で
床を押すようにすると
体が安定する

この姿勢で
9秒キープ

超かんたんヨガ 11

フィギュアスケーターのような小ぶりで上向きヒップが手に入る！

スケーターズヒップ

フィギュアスケーターが氷の上を滑走するときのような、ダイナミックなポーズです。片方を軸足にして体を支えながら姿勢をキープする、少々難易度の高いポーズですが、**軸にしたほうの足の裏で床を押すようにすると、バランスがとりやすくなります**よ。もう片方の浮かせた脚を後方に上げると、さらにお尻の筋肉を鍛えることができます。氷上の舞台に立つスケート選手になりきって、大胆なポーズを楽しんで！

1 **両脚をそろえてひざを曲げ、左側のひざに手をのせる。次に、右脚を真横に出す。**

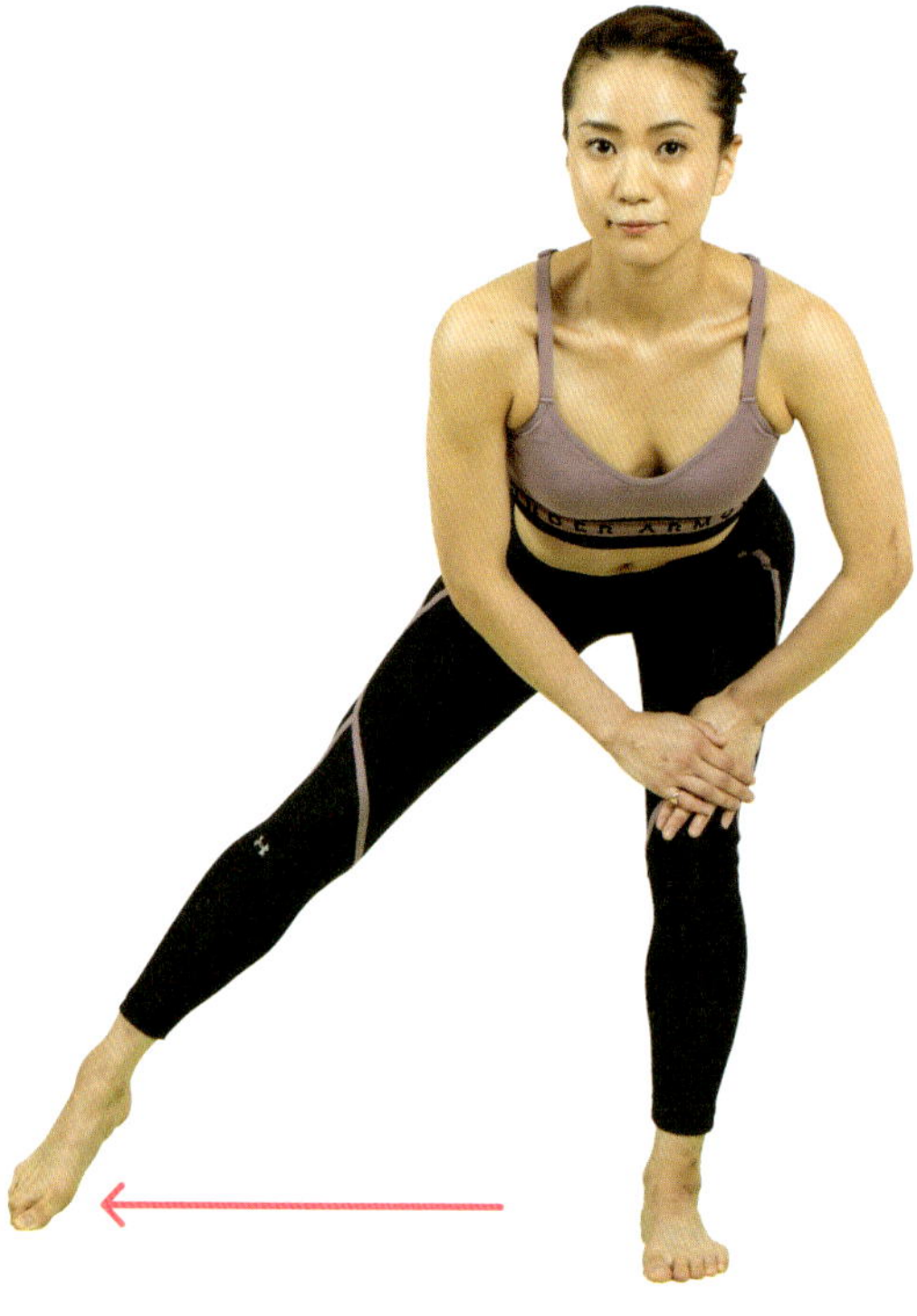

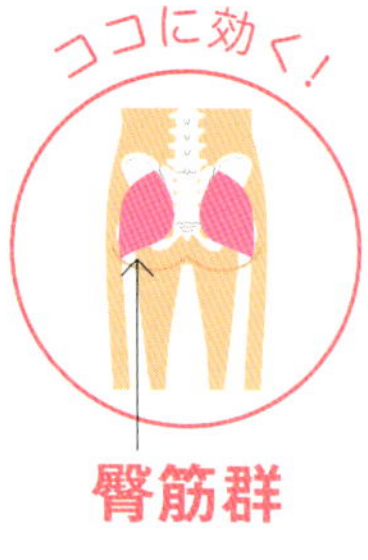

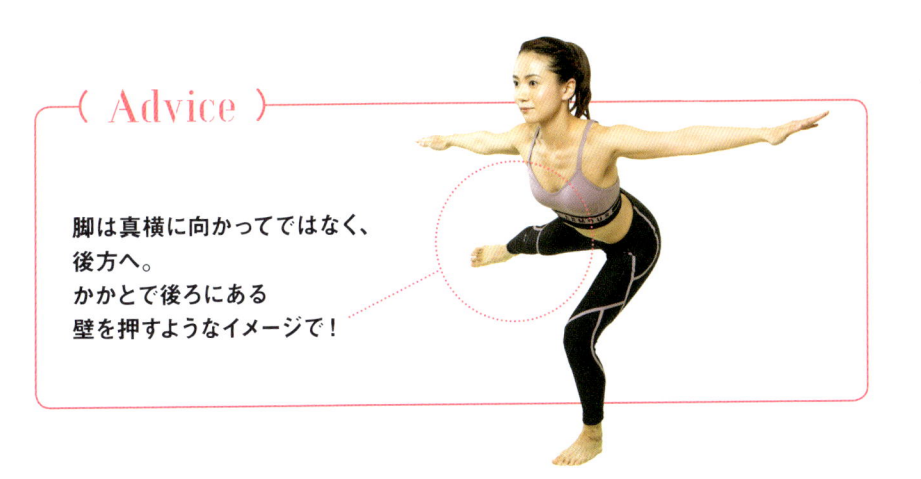

Advice

脚は真横に向かってではなく、
後方へ。
かかとで後ろにある
壁を押すようなイメージで！

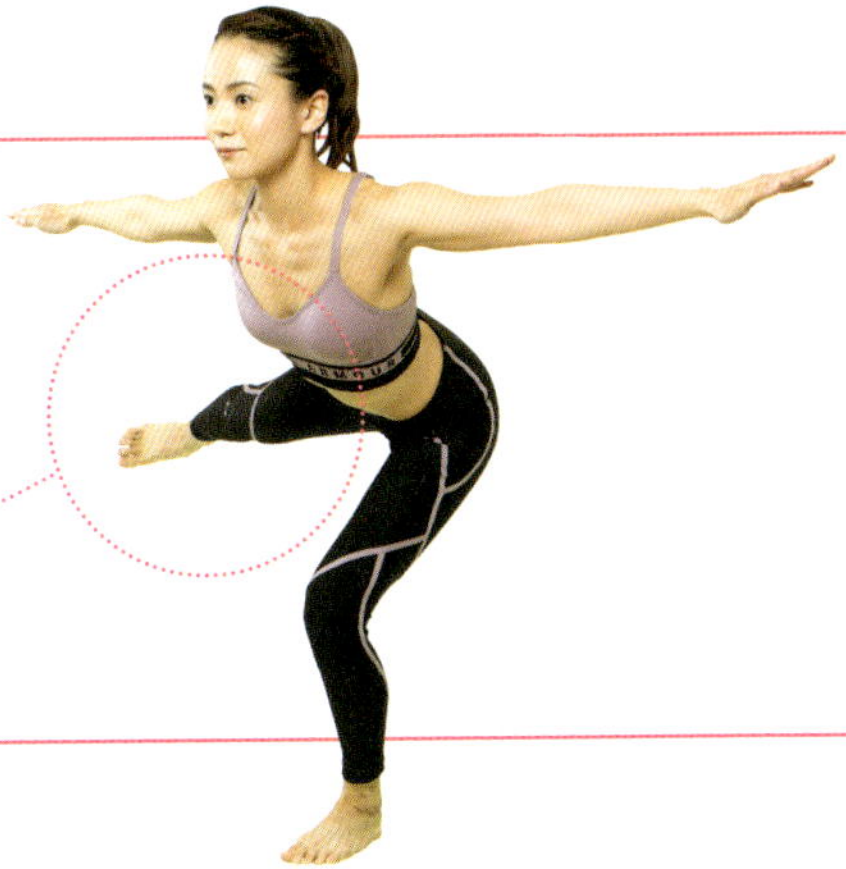

2

右の足先を曲げて、後方に伸ばす。
9 秒キープし、反対側も同様に行う。

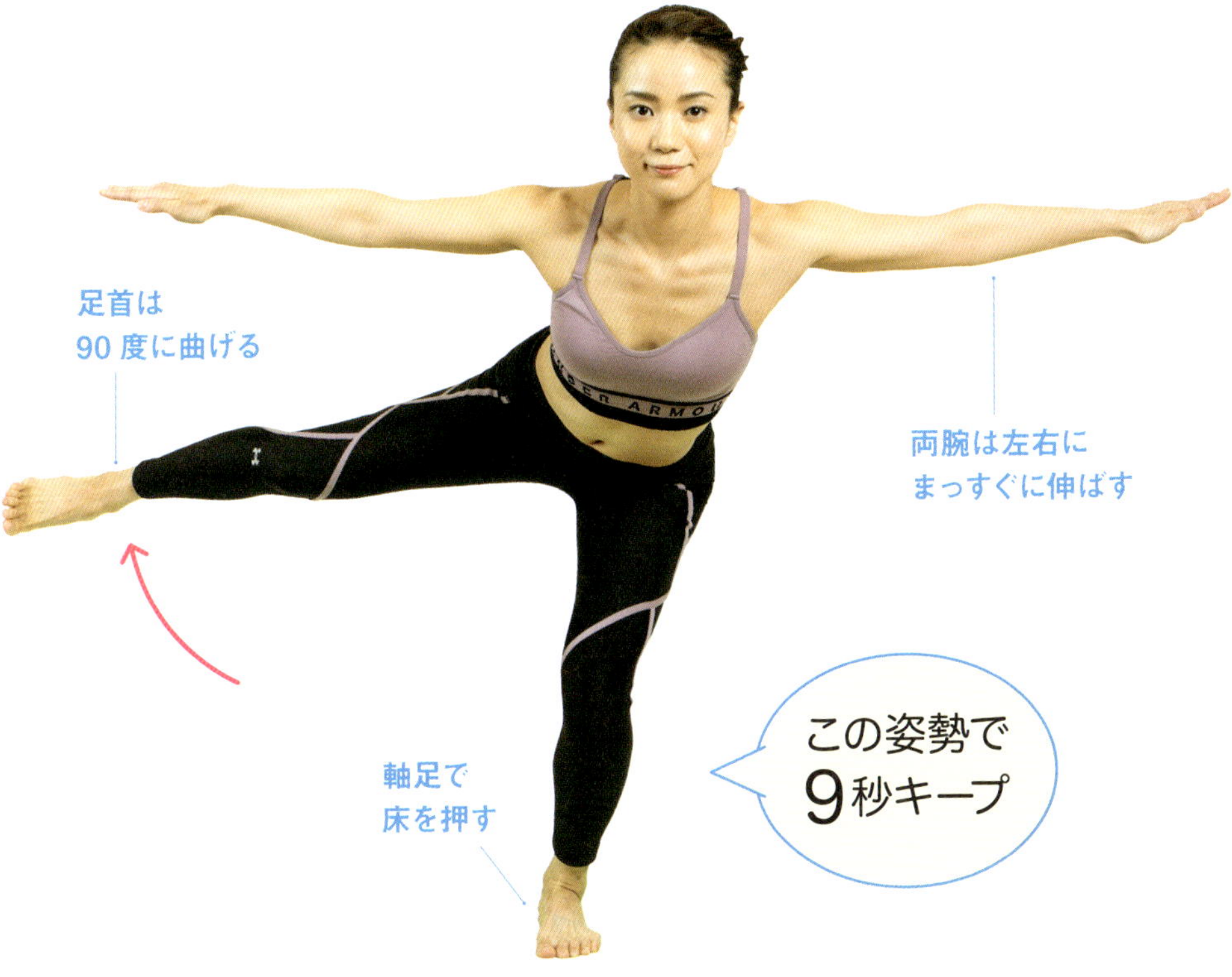
足首は
90 度に曲げる
両腕は左右に
まっすぐに伸ばす
軸足で
床を押す
この姿勢で
9秒キープ

超かんたんヨガ

12

体幹のトレーニングに最適！
内転筋群も同時に鍛える

グースヒップウォーク

1 脚を伸ばして座り、
背すじを伸ばす。

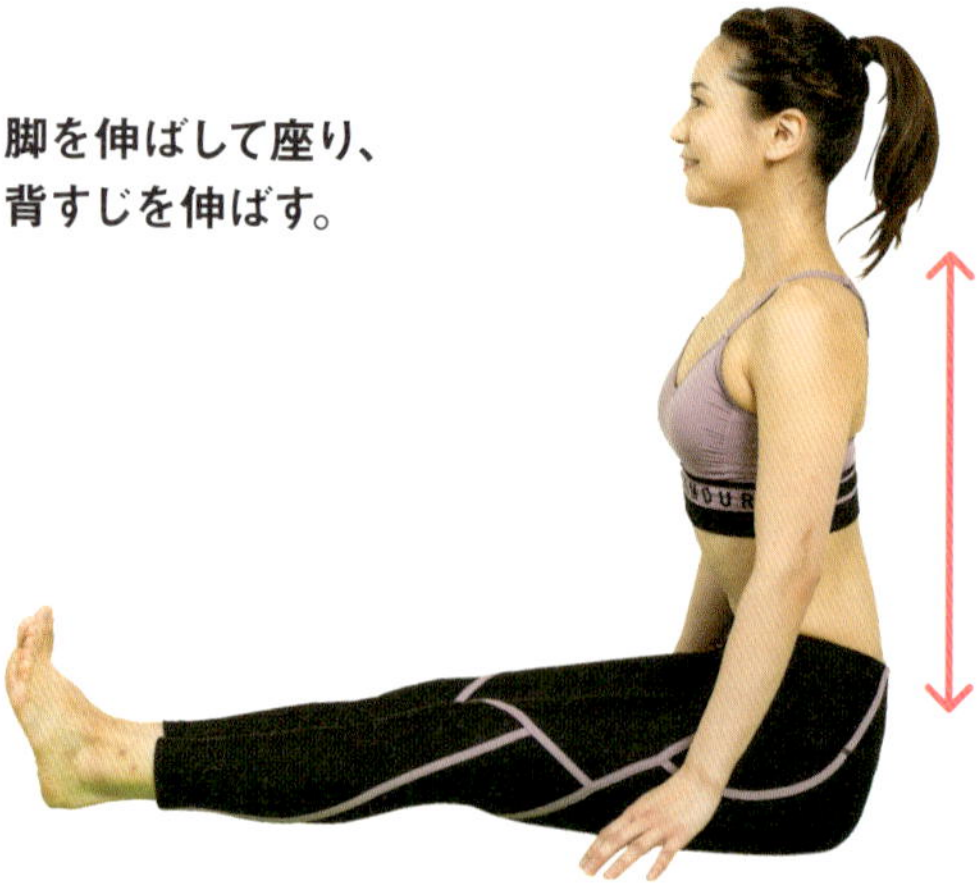

2 頭の後ろに
手を添える。

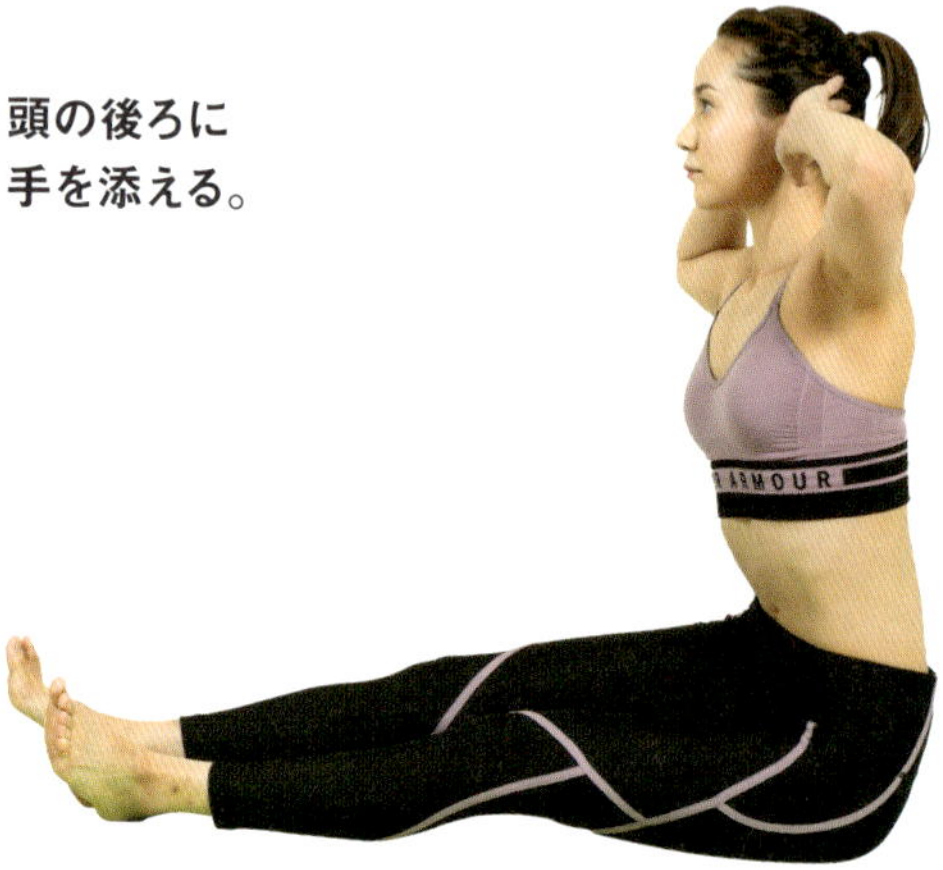

3 上体をひねって
右側の坐骨に
体重をのせながら
前に進む。

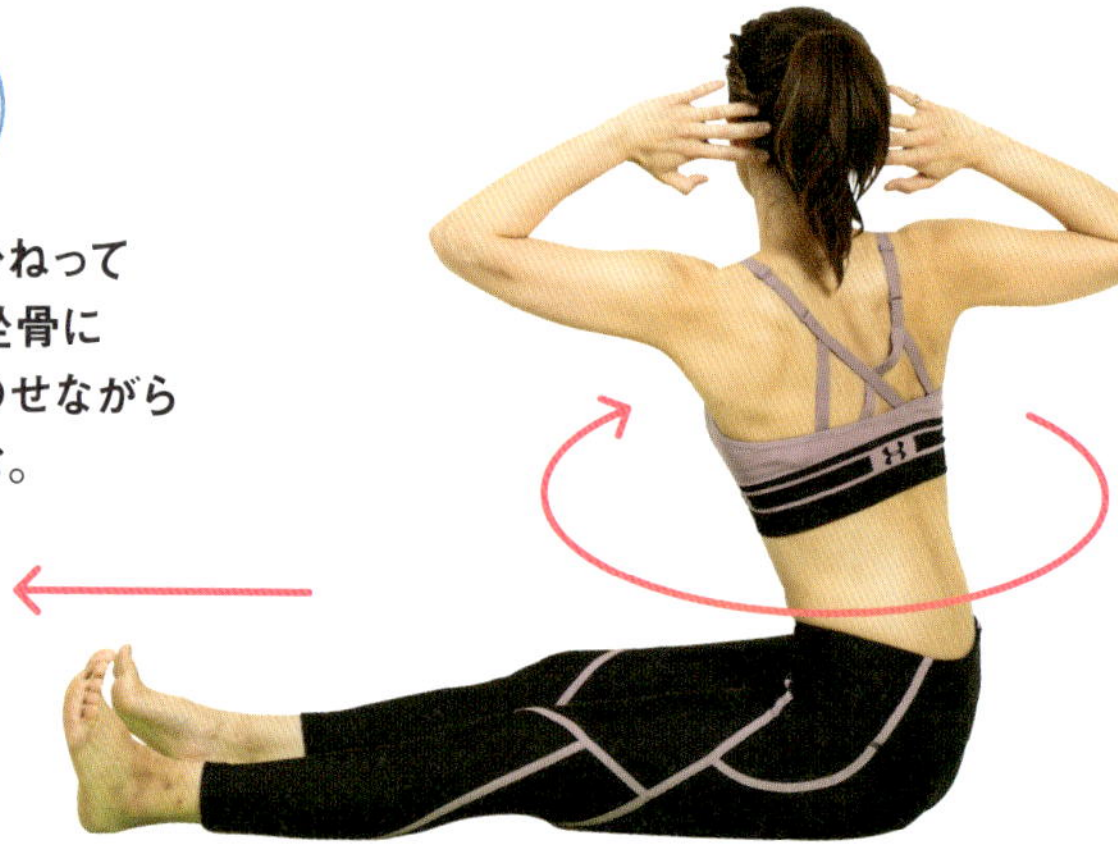

ココに効く！

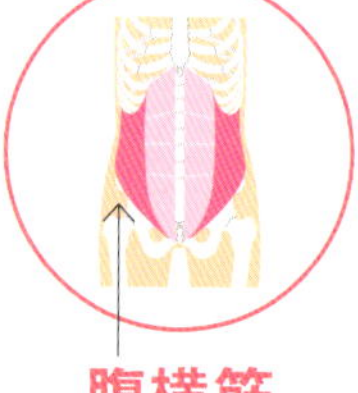

腹横筋

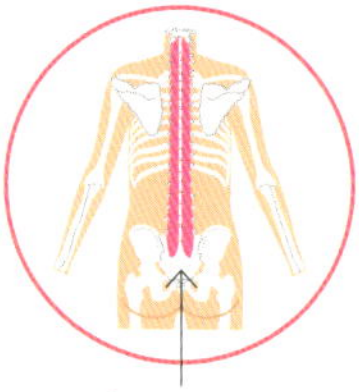

多裂筋

脚を伸ばして座り、骨盤を構成している左右の坐骨《ざこつ》に体重を移し替えながらお尻を使って前進するエクササイズ。ガチョウがお尻を振って歩いている様子に似ていることから、この名前をつけました。目線が下がると背中が丸くなりやすいので、実践中は常に正面を見て。

左右の足のかかとと親指の付け根をくっつけて、**足指を思いきり広げながら行うと、内転筋群も鍛えられます**。その他、腹横筋や多裂筋にも効くマルチな動きです。

この動作を
左右 9 回くり返す

4

さらに反対側に上体をひねり、
左側の坐骨に体重をのせ替える。
3 〜 4 をくり返しながら、
お尻を使って前に進んでいく。

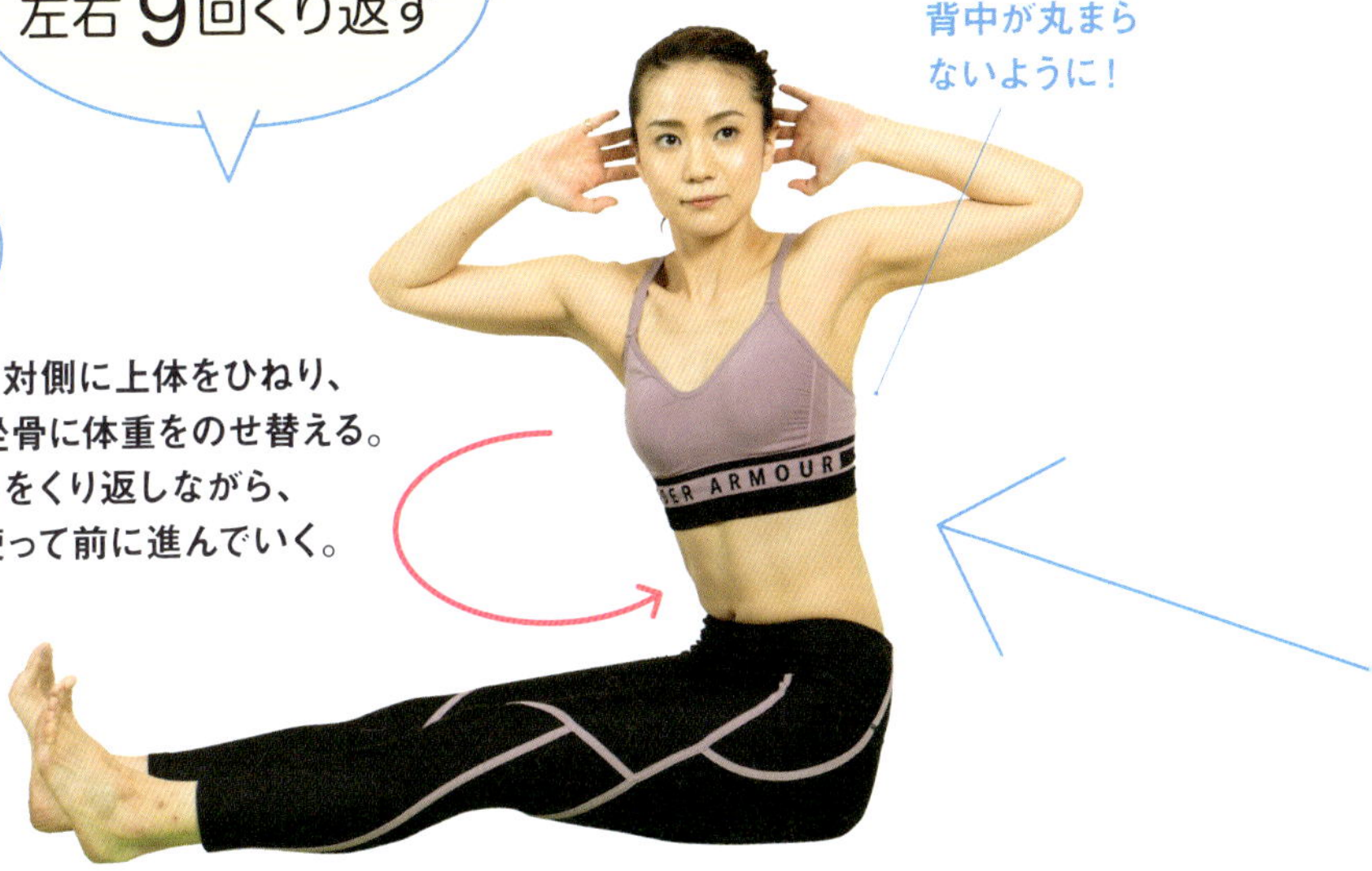

Advice

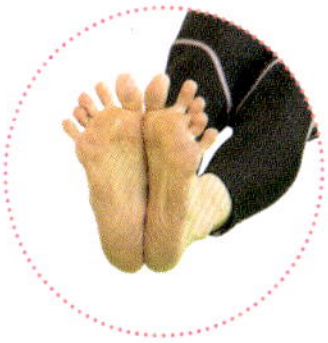

左右のかかとと親指の付け根どうしを合わせ、
足指をしっかり開いて 3 〜 4 を行えば、
内転筋群も鍛えられてさらに効果アップ！

超かんたんヨガ

13

ワイドヒップリフト

お尻の筋肉と内ももの筋肉を同時に効率よく鍛える

かかとと手の中指が
触れるあたりに
足を寄せる

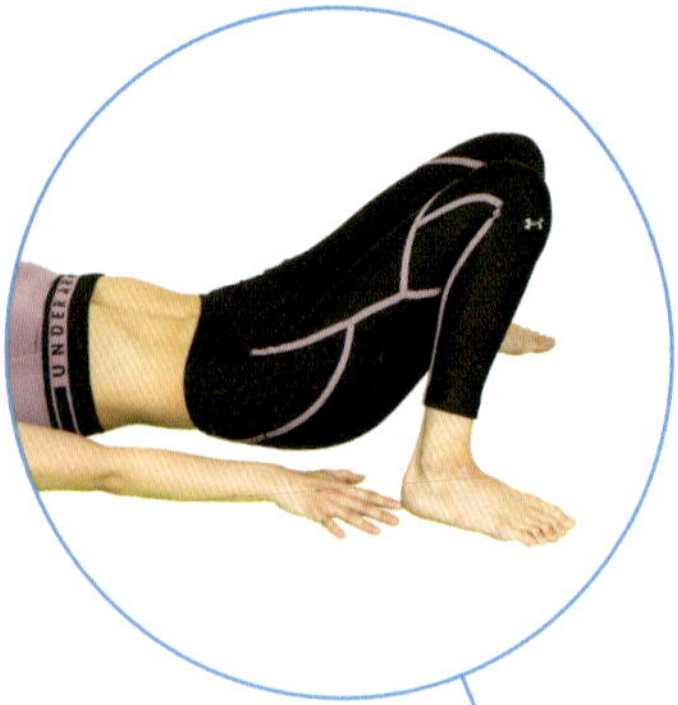

あお向けになり、
両足を骨盤よりも
広めに開く。
両ひざは立てて閉じ、
太ももどうしをくっつける。

1

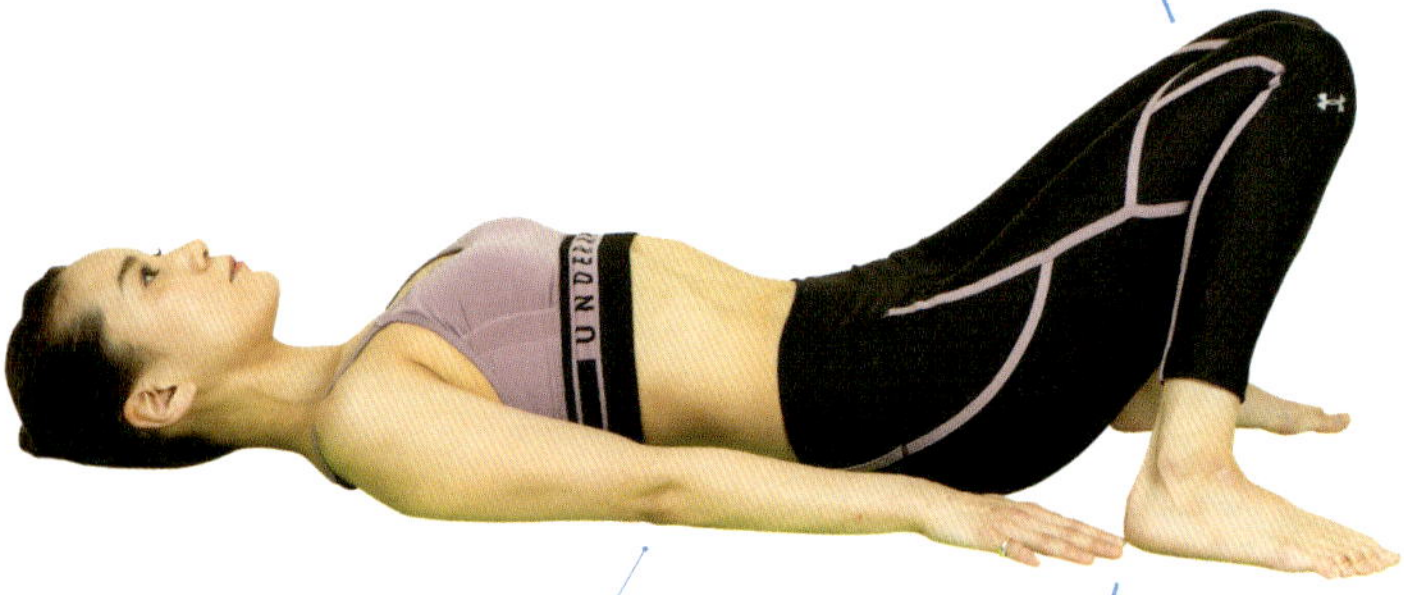

腕は体の横に自然に置く。
手のひらは床につける

かかとの位置を
手に近づけるほど
大臀筋に効く

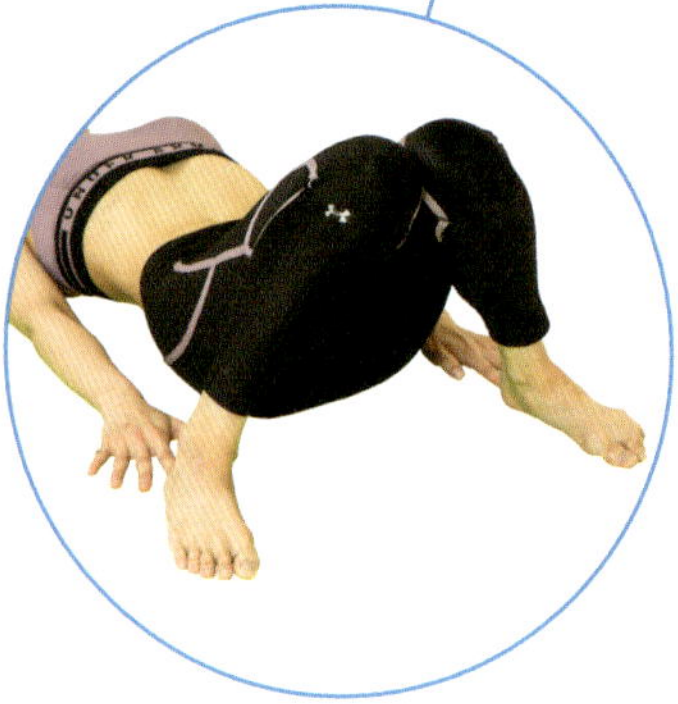

ココに効く！

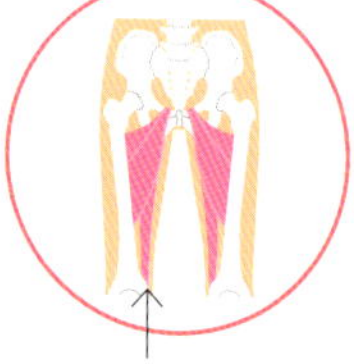

内転筋群

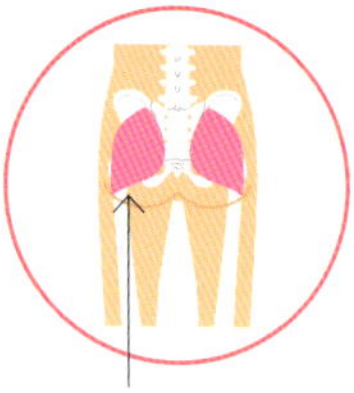

臀筋群

あお向けでひざを立て、ヒップを持ち上げるポーズです。足幅を広めにとることからこの名前がついています。**手とかかとの位置を近づけるほうが臀筋群のトレーニングとして効果的。**手とかかとの位置が離れると、太ももの裏側の筋肉を鍛えることになります。

内転筋群をより強力に刺激するために、両ひざを閉じて行いましょう。ひざをくっつけることが難しい場合は、クッションやたたんだタオルをひざの間にはさんでやってみて。

2 肩とひざが斜め一直線になるようにお尻を浮かせる。

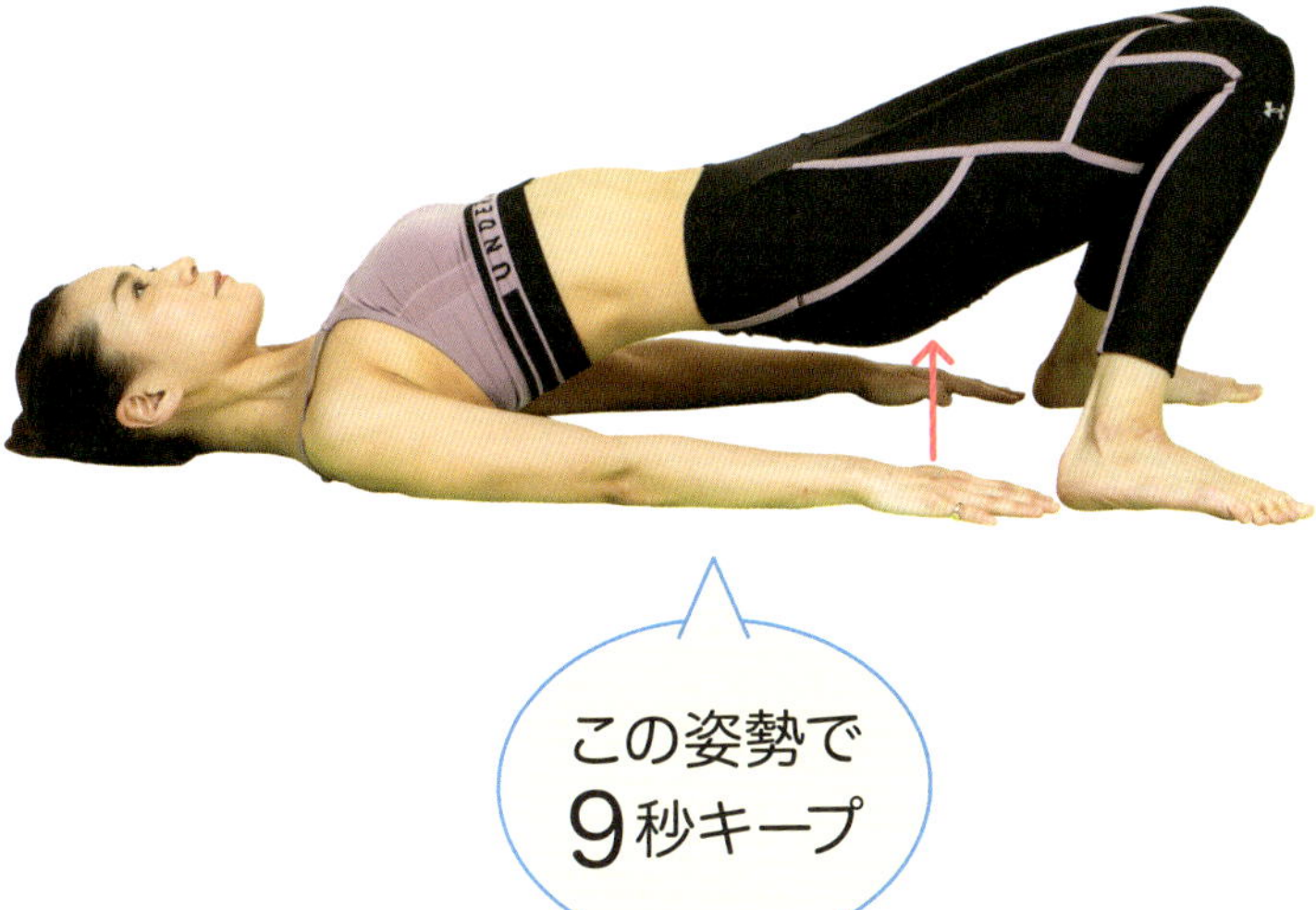

この姿勢で
9秒キープ

NG

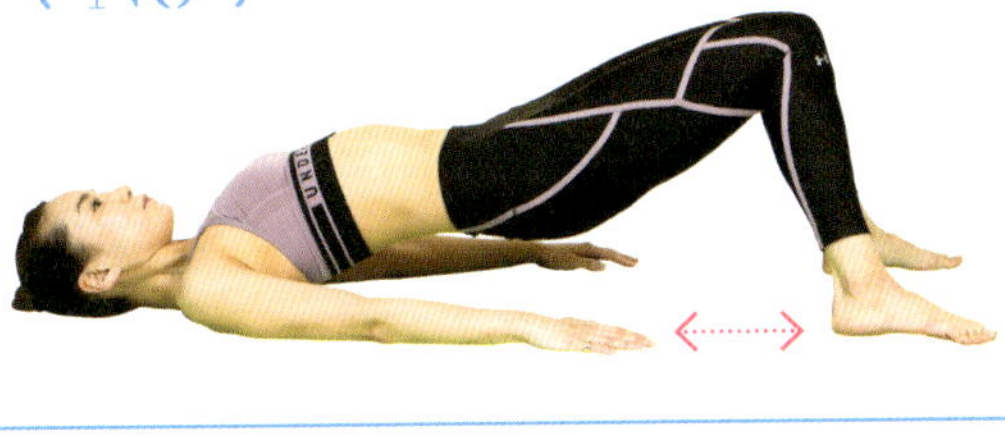

手とかかとが離れると
太ももの裏側の筋肉が
鍛えられ、臀筋群の
トレーニングにならない。

超かんたんヨガ

14

タツノオトシゴ

内閉鎖筋を鍛えながら全身の柔軟性も養うポーズ

1 床に両手とひざをついて四つんばいになる。

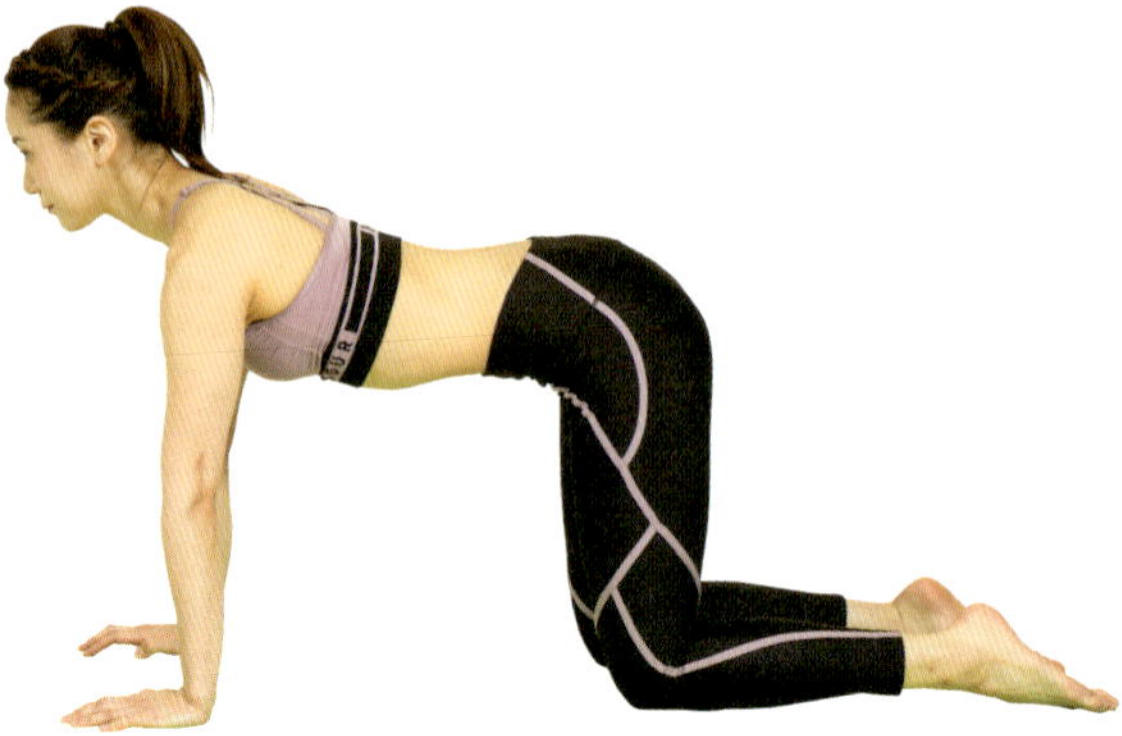

2 胸を床につける。右腕は前に伸ばし、左腕は顔の前で曲げる。

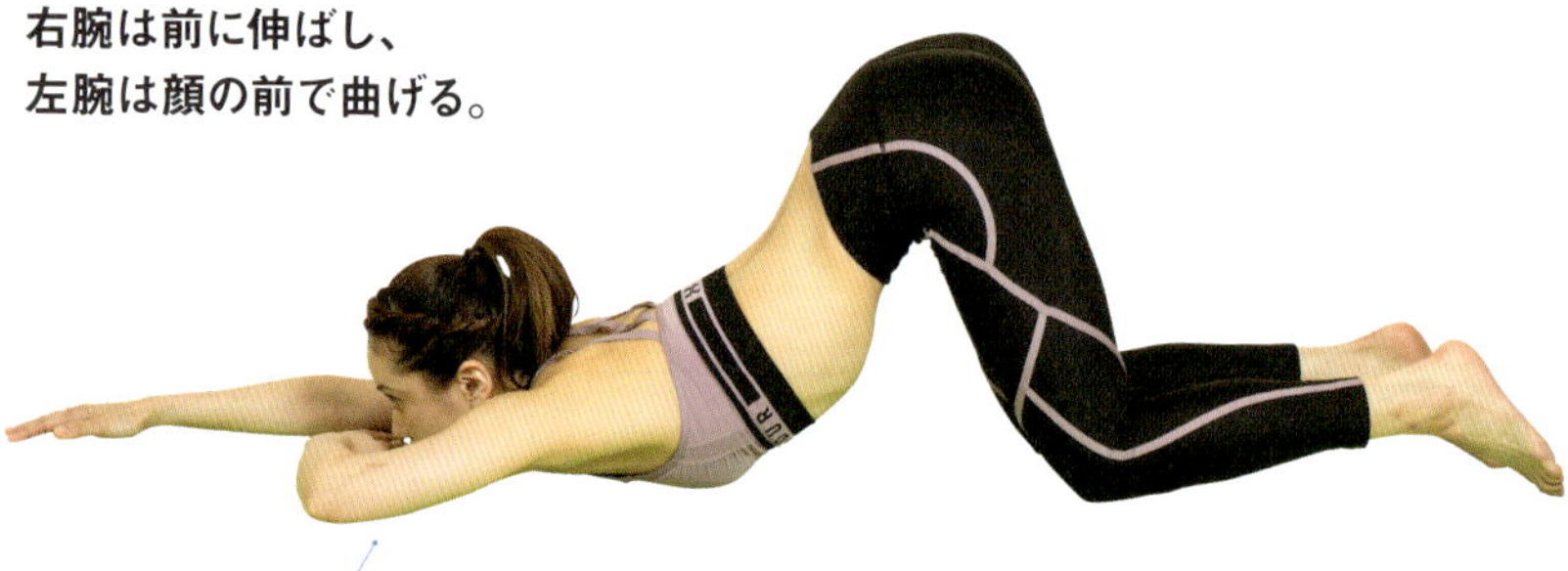

顔は軽く上げて目線はやや上へ

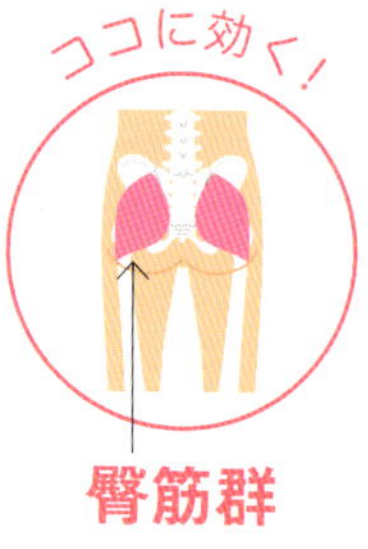

臀筋群

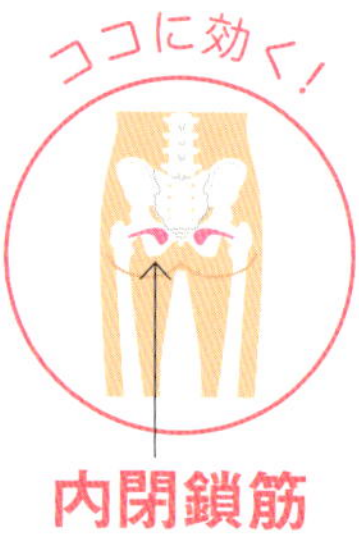

内閉鎖筋

四つんばいの姿勢から頭を下げて片脚を大きく上げる様子がタツノオトシゴに似ているポーズ。脚を高く上げることで、骨盤底に内臓の重さをかけずにエクササイズできます。

やや難易度と強度が高いポーズですが、**単独で鍛えたり、ストレッチしたりすることが難しい股関節の内閉鎖筋に効果的にアプローチできるので、ぜひチャレンジしてみて。**このポーズが上手にできるようになったら、全身の若返りはもう止まりません！

3 右脚を高く上げる。

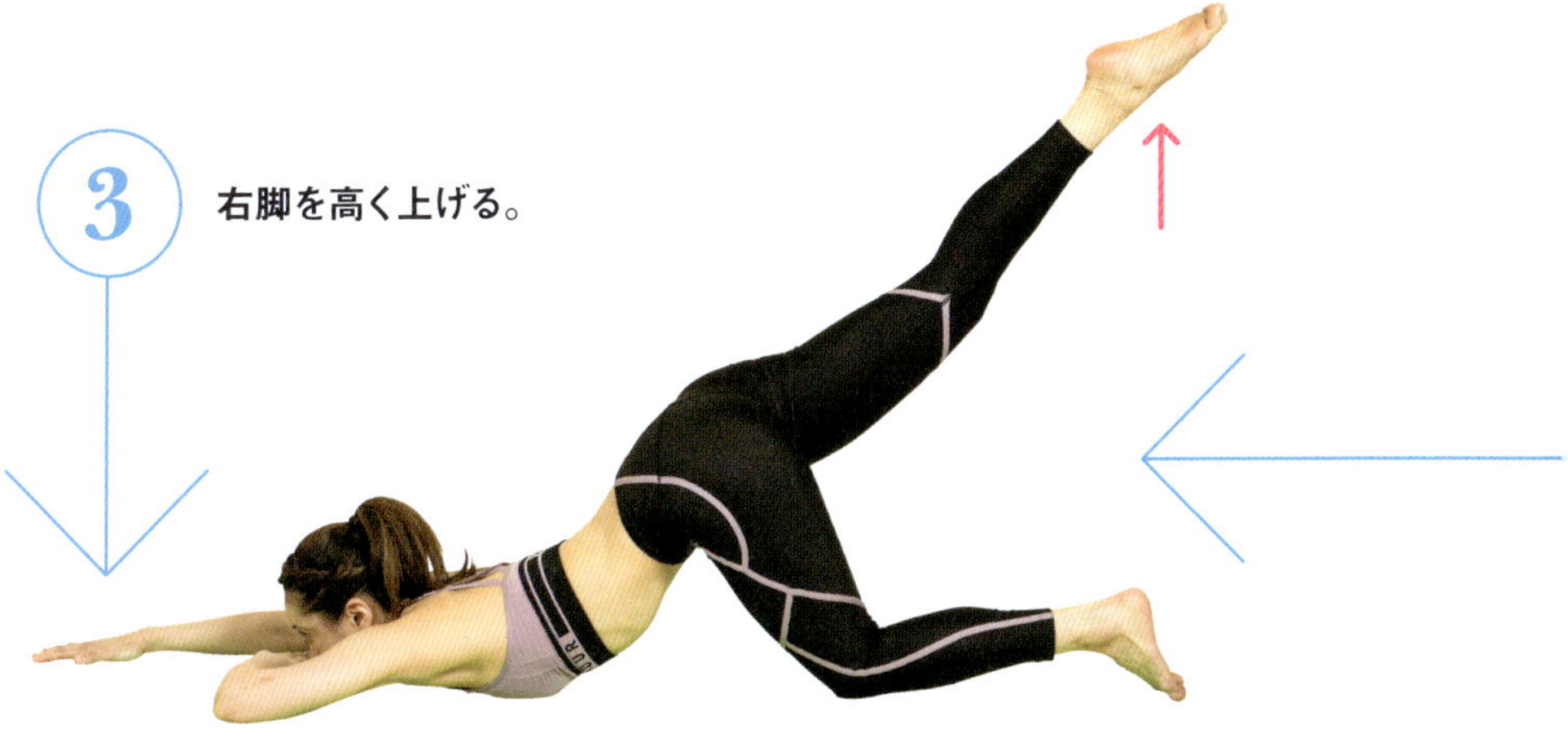

4

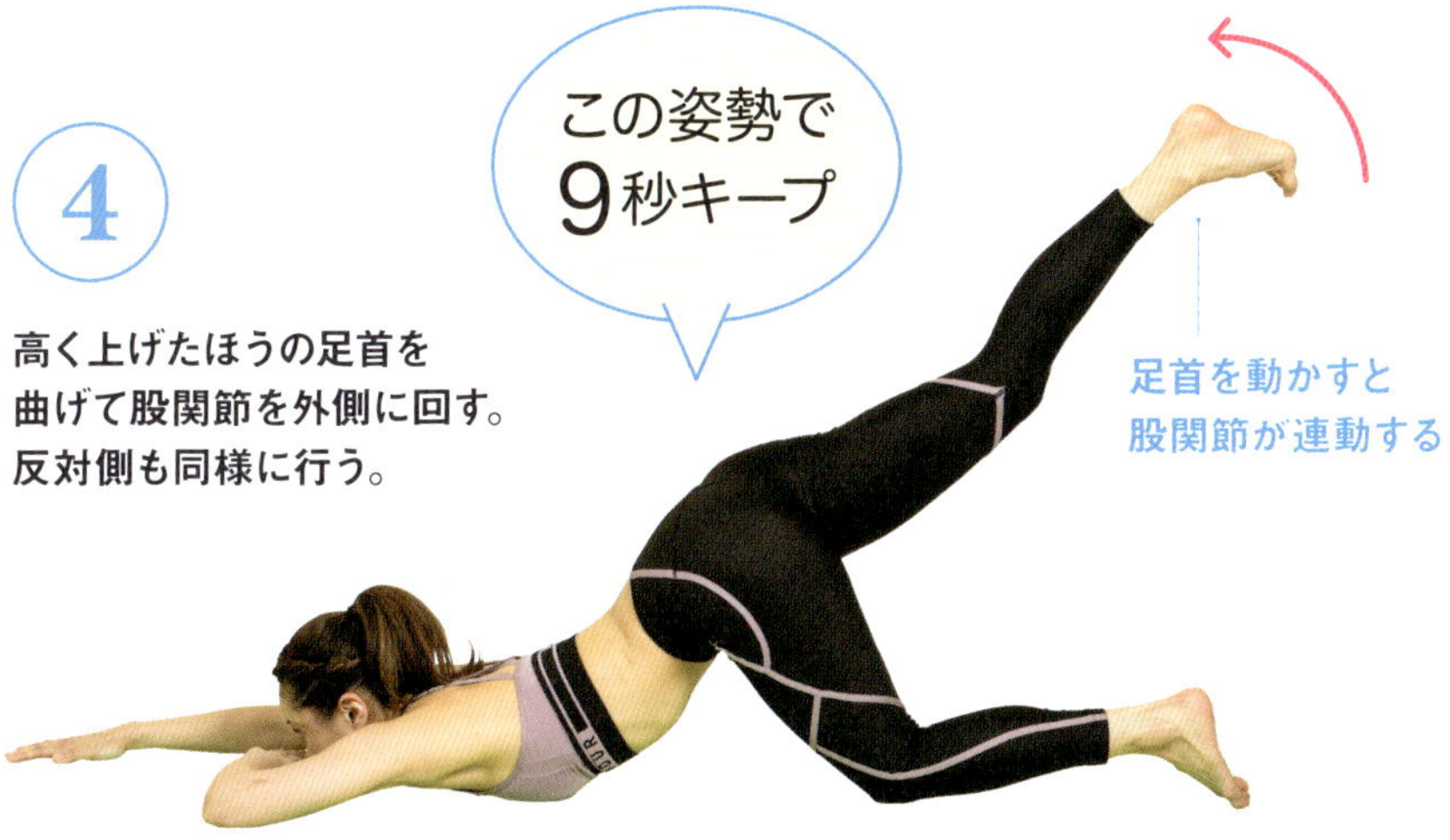
この姿勢で9秒キープ
足首を動かすと股関節が連動する

高く上げたほうの足首を曲げて股関節を外側に回す。反対側も同様に行う。

超

かんたんヨガ Q&A

いざ実践してみると
出てくる疑問やお悩み。
ヨガを気持ちよく継続するために、
このアドバイスを参考にしてください！

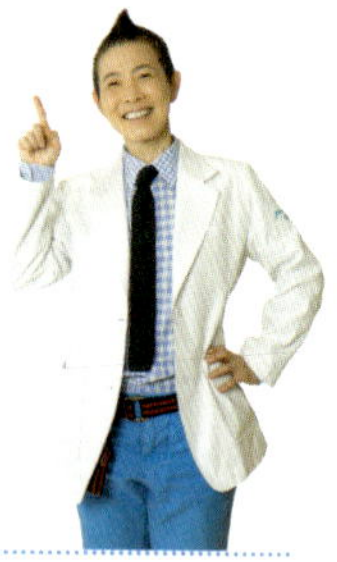

Q 体が硬くてポーズが同じ形になりません！

A **完璧に同じ形を目指さなくても大丈夫。**無理のない範囲で行って「気持ちいいな」「ここの筋肉がジワッと伸びているな」などと感じられれば大成功です。続けていくうちに、少しずつ完成形に近づいていきます。

Q ポーズ中に気をつけることはありますか？

A **呼吸に意識を向けること**と、**ゆっくりと呼吸をし続ける**ことに集中してみて。９秒キープの間も、キツいと感じても息は止めないようにしてください。また、**動きもスローに行う**ことを心がけましょう。動きに反動をつけたりすると、筋肉や腱《けん》を痛めることがあるのでNGです。

Q やっぱり、毎日やらなきゃダメですか？

A ヨガは続ければ続けるほど、得られる効果が大きくなります。なので、**たまにまとめてやるよりも、1〜2ポーズでもいいから毎日やるほうがおすすめ。**毎日が難しいなら曜日を決めて行うなど、ぜひ、自分のライフスタイルに合わせて習慣化してください。

Q 朝ヨガ？夜ヨガ？いつやるのがおすすめですか？

A **気持ちを落ち着けてできるときなら、いつでもOK。**たとえば起床後に行えば、体も心もスッキリ目覚めて活動的に一日をスタートできますし、就寝前の習慣にすればぐっすり眠れるようになりますよ。ただし、**食事の直後はNG。**食後は1時間以上あけてからにしましょう。

Q 好きなポーズ、得意なポーズだけ続けてもいい？

A ポーズによって効く部位が異なるので、特定のポーズに偏るよりは、**いろいろなポーズにトライしてバランスよく鍛えるほうがおトクです。**苦手だなと感じるポーズも、何度か実践するうちにコツがつかめてくるもの。ぜひ、たくさんのポーズをマスターしてください。

Dr.美穂の健康コラム
02

ながらエクササイズで骨盤底筋がもっと若返る！

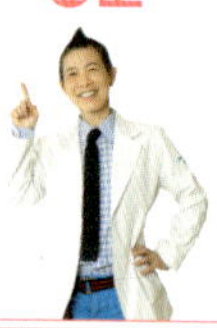

骨盤底筋を鍛えるのに、おすすめのエクササイズがあります。

イスに座るときに、やや浅めに腰かけ、クッションや丸めたバスタオルを太ももの間に挟んで5分間キープします。このとき、背中を起こし、おなかに力を入れ、トイレを我慢するようにキュッと膣の周辺に力を入れてください。難しい場合は、肛門を締めるようにしてもOKです。

デスクワークの人なら、お仕事中の「ながらエクササイズ」に最適。自宅のソファでくつろいでテレビを見ているときの習慣にするのもおすすめ。1回だけではなく、毎日継続して続けることが大切です。

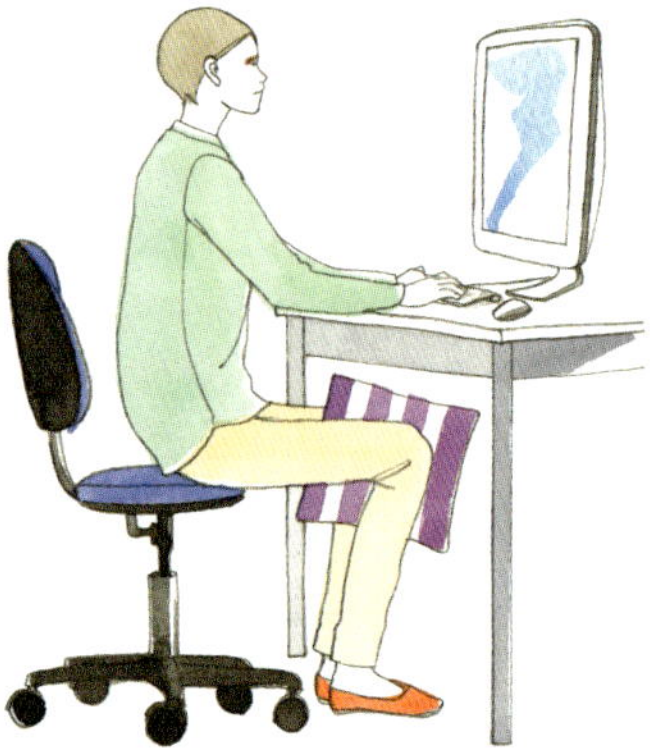

Part

3

もっとキレイになる！

目的別プログラム

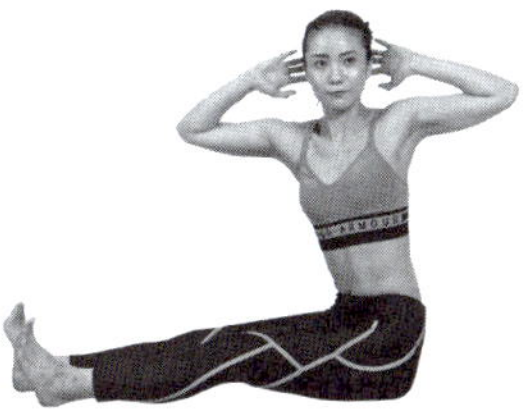

見た目年齢がマイナス10歳！
この組み合わせなら効果倍増

Ｐａｒｔ２で紹介した「超かんたんヨガ」の14のポーズは、骨盤底筋を鍛えるだけではありません。実は、美ボディを作る効果も抜群です。

なぜなら、これらのポーズでは、おなか、ウエスト、お尻、脚といった、私たちが引き締めたいパーツのラインを形作る筋肉を使っているから。

骨盤底筋を鍛え、体の内側から女性としての衰えを防ぎながら、気になるボディラインの崩れも挽回することができる、まさに**究極のアンチエイジングヨガです**。

ただし、Ｐａｒｔ２でもお伝えしたように、その効果は「継続」があってこそ。

すでにヨガを習慣にしているあなたは、いつもの内容に加えて本書の「超かんたんヨガ」のポーズを取り入れてください。運動習慣のないあなた、ヨガ初心者のあなたは、**ひとまず「2週間」を目標に、毎日続けてみましょう**。

基本のルール（48〜49ページ）にあるように、1日3〜5種目を組み合わせて実践するのが理想ですが、もっとラクに済ませたいなら、日替わりで14のポーズを順番に行っていくのでもＯＫ。

２週間が達成できたら、もう１サイクルくり返しましょう。約１カ月で全身がまんべんなく鍛えられ、この頃にはボディラインの変化を実感できるはずです。

気になるパーツを集中的に引き締めたい！　というあなたには、短期間で確実に効果を出すことができる組み合わせワザをおすすめします。

14のポーズを１つずつ順番に行うプログラムが「ベーシックコース」なら、特定のパーツを狙い撃ちするプログラムは、いわば「スペシャルコース」。

このＰａｒｔ３では、私のクラスでもリクエストの多い**「くびれ」「美脚」「下腹やせ」「ヒップアップ」の４つの目的にターゲットを絞り、もっとも結果を出しやすいポーズの組み合わせを紹介していきます**。

パーツ別に３～４種目のポーズをピックアップしていますが、「最初から全部こなすのはキツい！」という声も聞こえてきそうです。そんな方のために、１日目から無理なくレベルアップできる14日間プログラムも用意しました（88～89ページ）。

呼吸、ポーズの完成度、心地よさ、体形の変化など、小さな気づきをキャッチしながら、14日間の継続にトライしてみて！

Pinpoint
PROGRAM
1

くびれ

ウエストのS字カーブは女性らしさの象徴。キュッと締まったくびれがあるほど、若い印象に。しかし、このくびれがなかなかの曲者。ミドル世代以降になると、「ダイエットで体重は減ったのにくびれが復活しない」という声もよく聞きます。そんなあなたも、この4つのポーズを組み合わせて毎日の習慣にすれば、ウエストがみるみるくびれてくるはず！

05
スーパーマン

⇒ 58～59 ページ

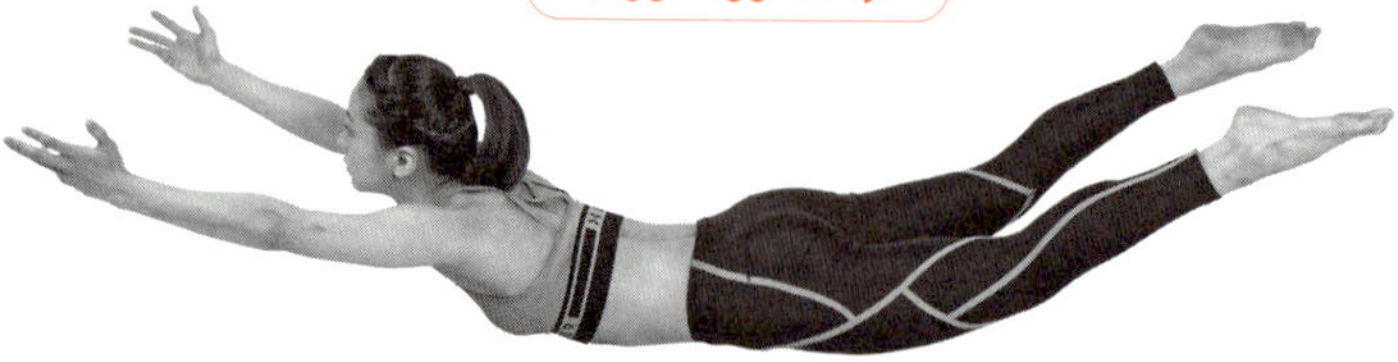

06
スカイダイビング

⇒ 60 ～ 61 ページ

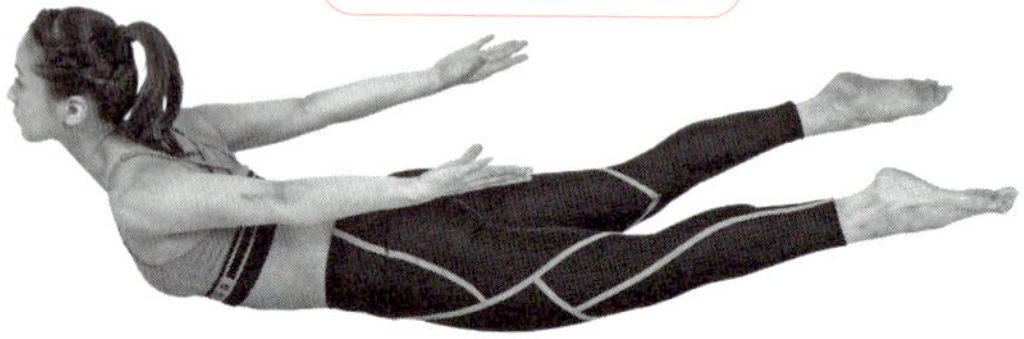

07
ドルフィンテール

⇒ 62～63 ページ

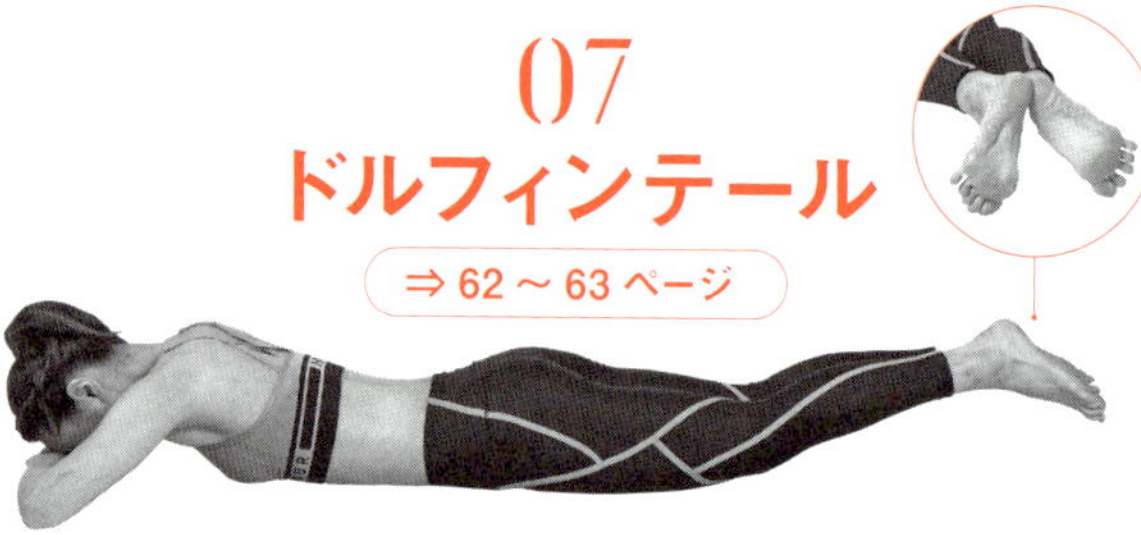

12
グースヒップウォーク

⇒ 72～73 ページ

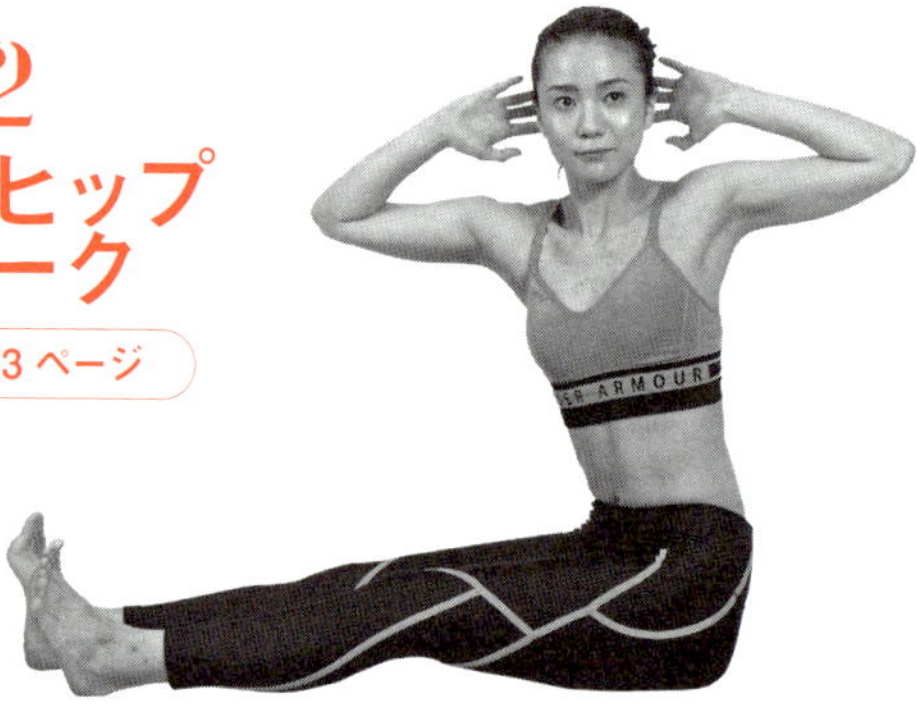

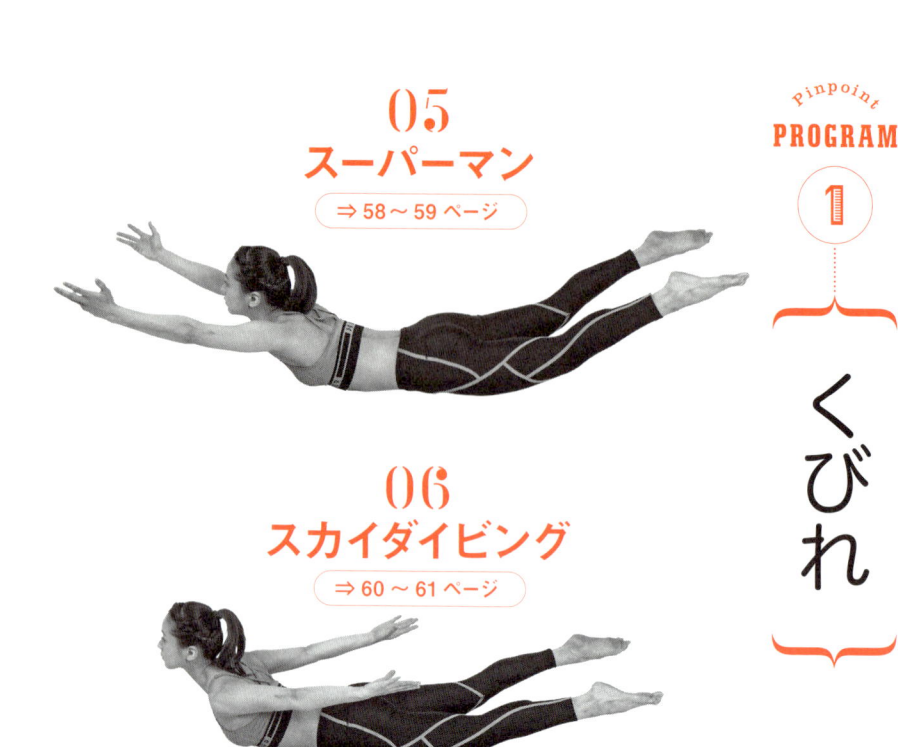

Pinpoint
PROGRAM 2
美脚

電車で座っているとき、無意識のうちにひざが開いてしまっていませんか？　これは、骨盤底筋や太ももの筋肉が使えていない証拠。見て見ぬふりで放っておけば、下半身のシルエットは崩れる一方です！　心当たりがあるあなたは、右の3つのポーズを日課にしてみて。下半身の筋肉を無理なく鍛えることができ、カモシカのような美脚が作れます。

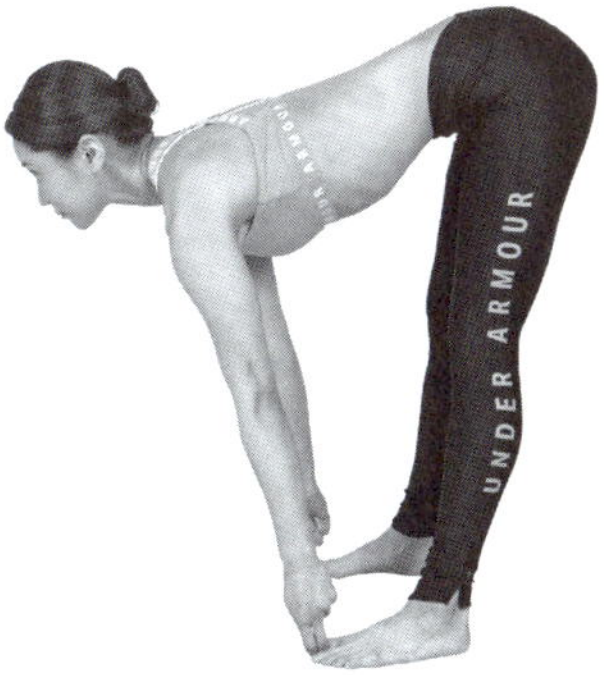

01 フロッグライズ
⇒ 50 ～ 51 ページ

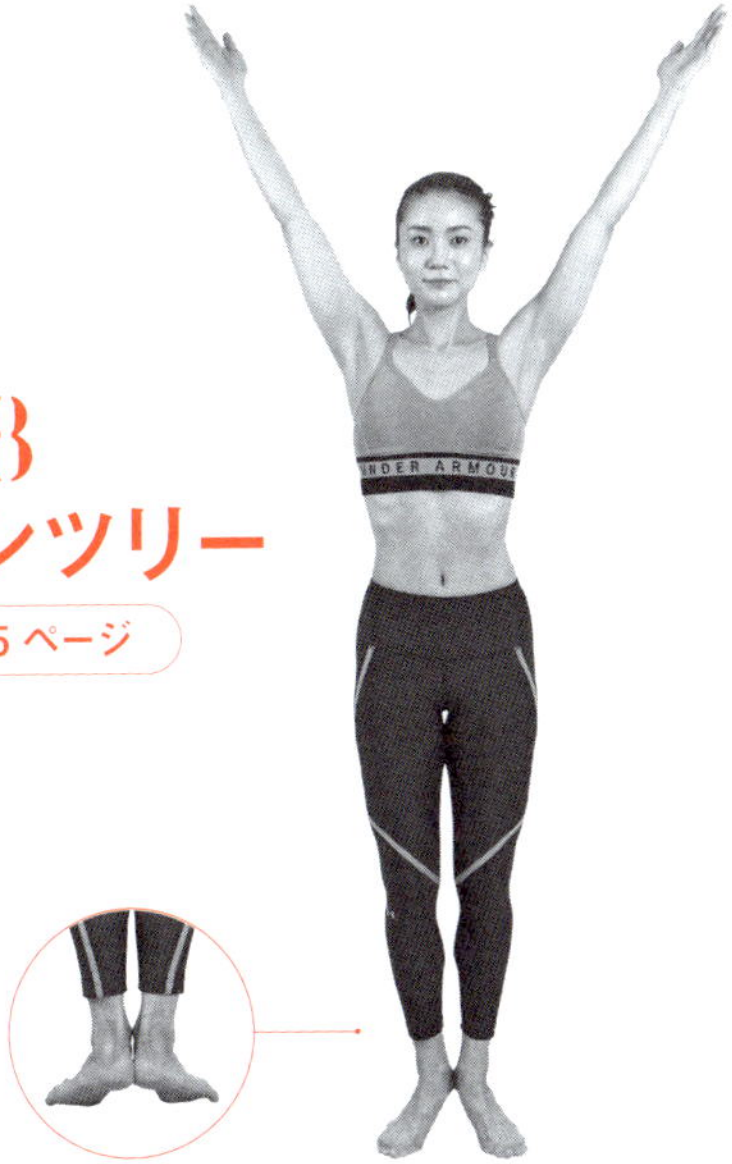

08 ドルフィンツリー
⇒ 64 ～ 65 ページ

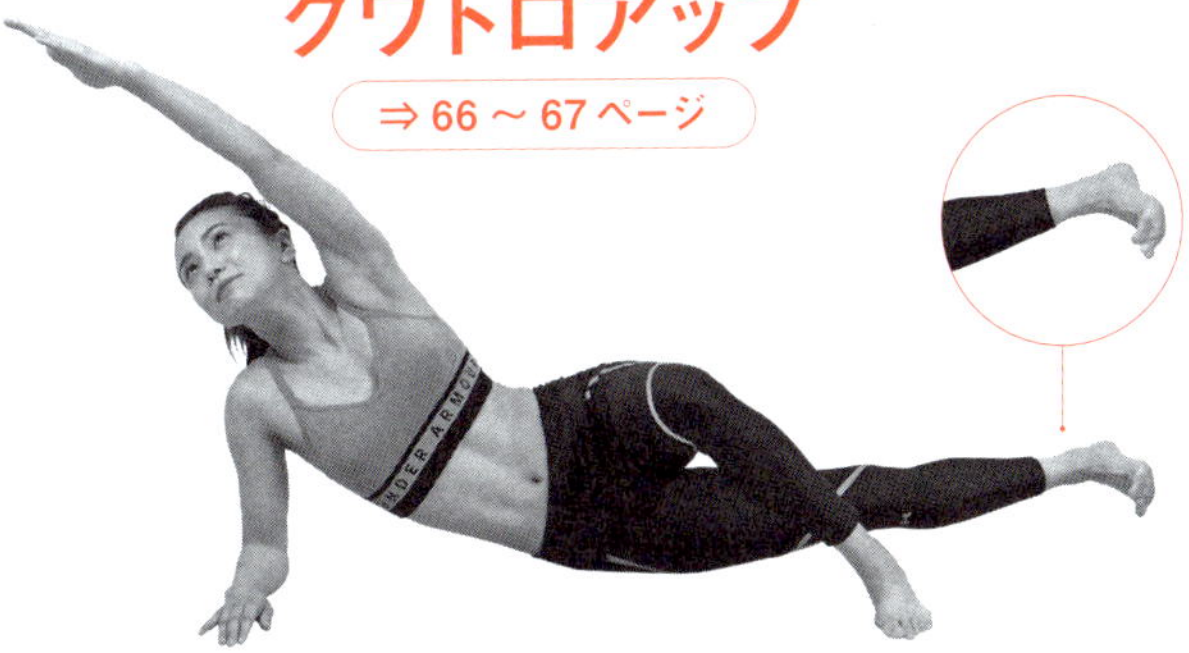

09 クワトロアップ
⇒ 66 ～ 67 ページ

Pinpoint
PROGRAM
3

下腹やせ

ダイエットしてもなぜか消えない、おへその下の「下腹ぽっこり」。この原因は、骨盤が後傾することによる内臓の位置の下垂と、内臓を支えている骨盤底筋のゆるみです。この本で紹介しているポーズはもともと骨盤底筋を鍛える効果があるので、下腹ぽっこりの解消は得意。なかでも、おなかまわりをとくに効果的に引き締めるポーズを3つセレクトしました。

03 スッキリZ

⇒ 54 ～ 55 ページ

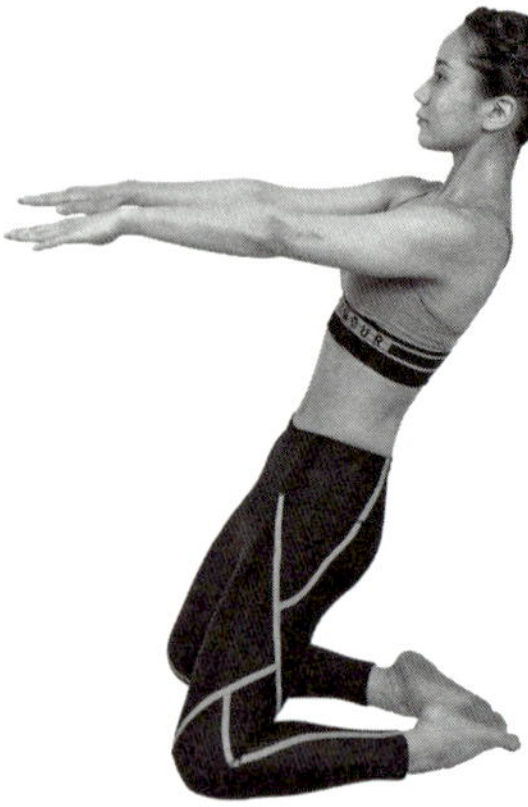

04 オンリーニー

⇒ 56 ～ 57 ページ

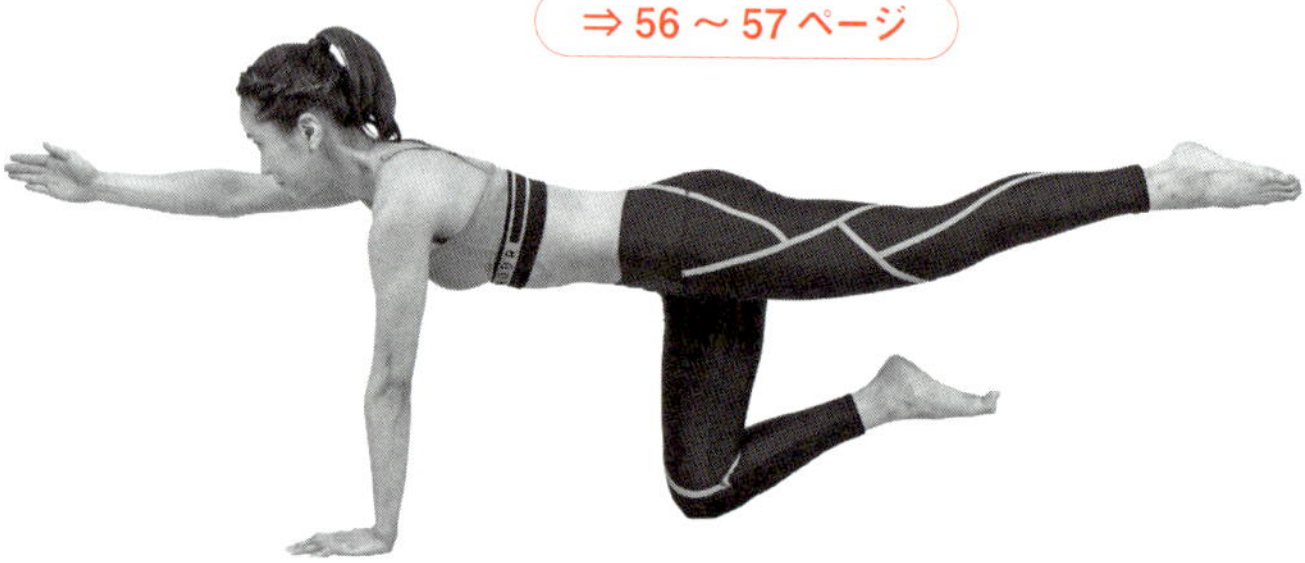

12 グースヒップウォーク

⇒ 72 ～ 73 ページ

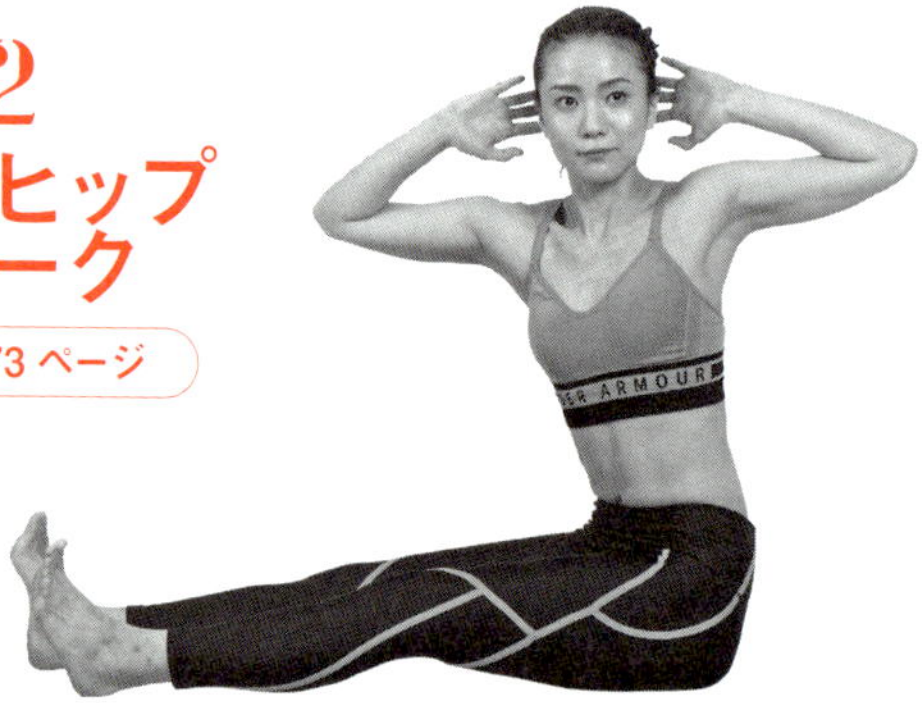

Pinpoint PROGRAM

4 ヒップアップ

若々しい後ろ姿の印象を決めるのは、プリッと上向きのヒップ。垂れ尻や扁平尻は、寸胴＆短足の残念スタイルに見せる元凶に。ヒップを形作っている大臀筋は、人体のなかで最大の面積をもつ筋肉。右にセレクトした4つのポーズの組み合わせでヒップを鍛えれば、美尻が手に入るだけでなく、消費カロリーが上がって脂肪を燃焼しやすくなる効果もバッチリ！

09 クワトロアップ

⇒66～67ページ

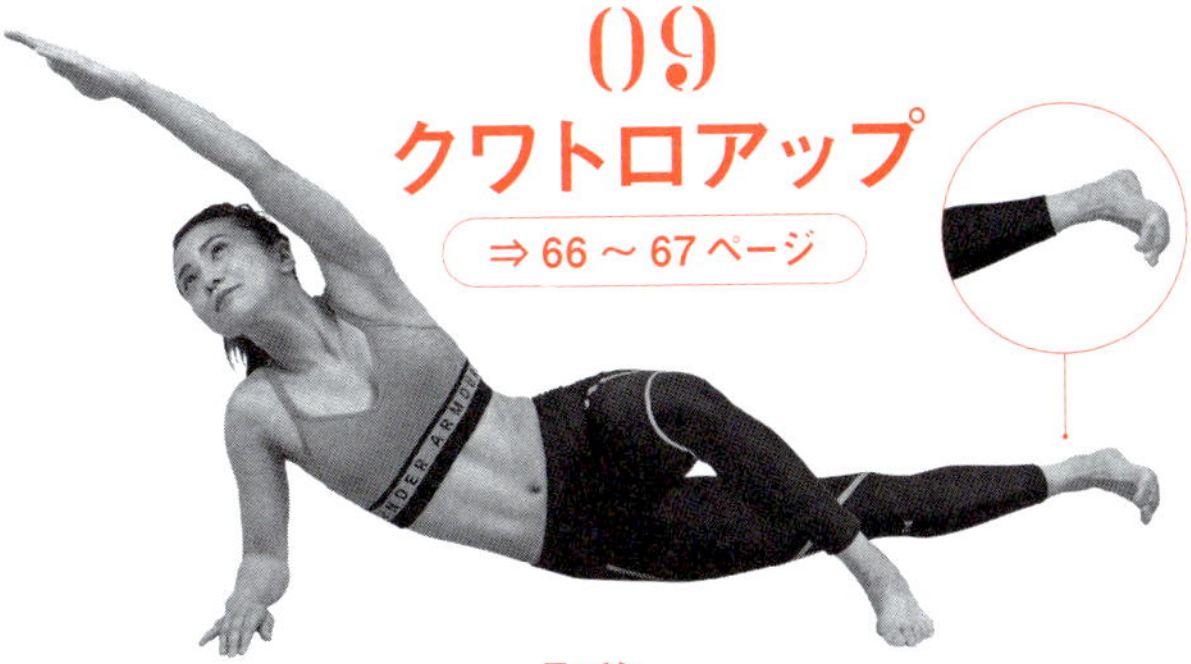

10 ダイヤモンドアップ

⇒68～69ページ

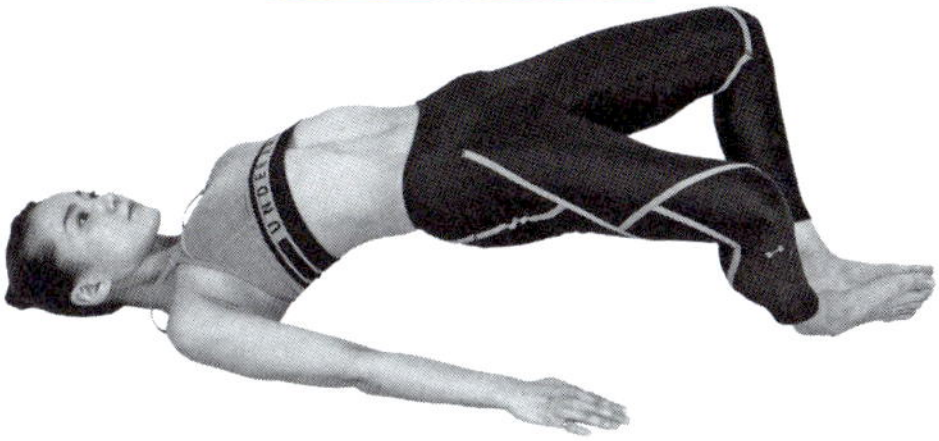

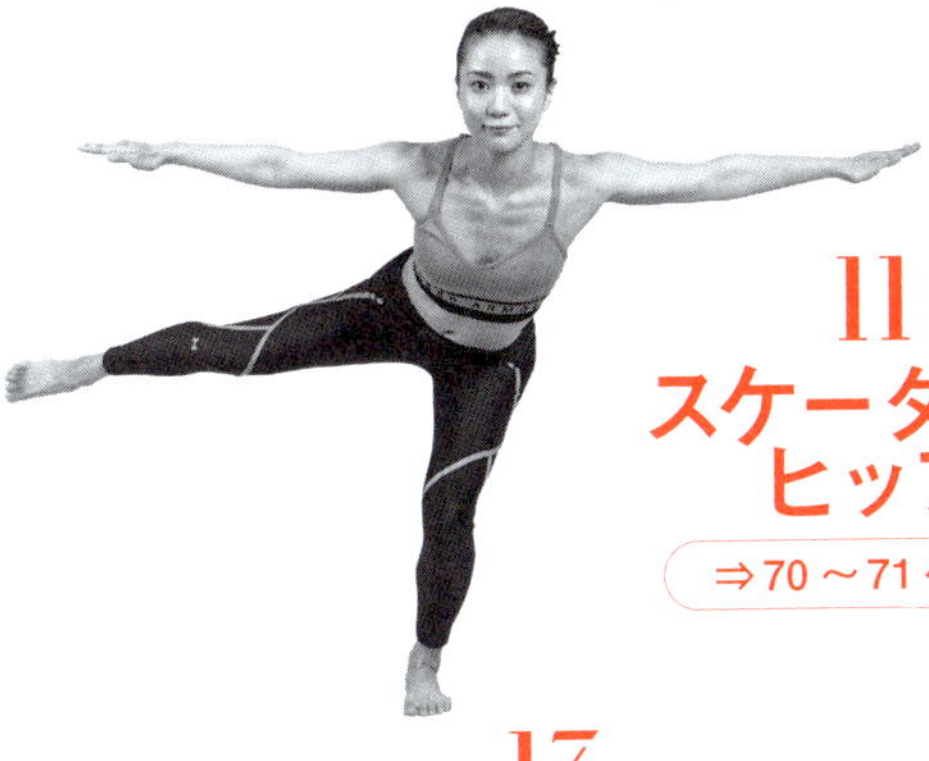

11 スケーターズヒップ

⇒70～71ページ

13 ワイドヒップリフト

⇒74～75ページ

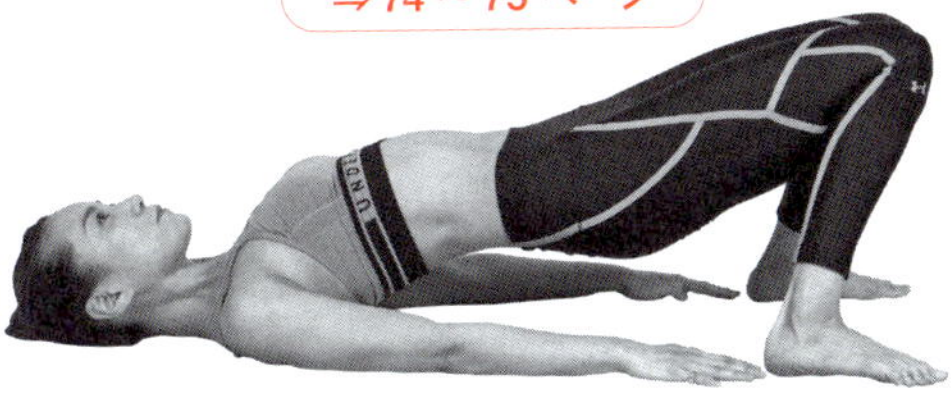

14days PARTS PROGRAM

パーツ別・14日間プログラム

この組み合わせで効果倍増！
気になるパーツに2週間で結果を出す特別メニューを組んでみました。

美脚

- 1日目 — フロッグライズ …… 01
- 2日目 — ドルフィンツリー …… 08
- 3日目 — クワトロアップ …… 09
- 4日目 — フロッグライズ …… 01
- 5日目 — ドルフィンツリー …… 08
- 6日目 — クワトロアップ …… 09
- 7日目
  - フロッグライズ …… 01
  - ドルフィンツリー …… 08
- 8日目
  - フロッグライズ …… 01
  - クワトロアップ …… 09
- 9日目
  - ドルフィンツリー …… 08
  - クワトロアップ …… 09
- 10日目
  - フロッグライズ …… 01
  - ドルフィンツリー …… 08
  - クワトロアップ …… 09
- 11日目
  - フロッグライズ …… 01
  - ドルフィンツリー …… 08
  - クワトロアップ …… 09
- 12日目
  - フロッグライズ …… 01
  - ドルフィンツリー …… 08
  - クワトロアップ …… 09
- 13日目
  - フロッグライズ …… 01
  - ドルフィンツリー …… 08
  - クワトロアップ …… 09
- 14日目
  - フロッグライズ …… 01
  - ドルフィンツリー …… 08
  - クワトロアップ …… 09

くびれ

- 1日目 — スーパーマン …… 05
- 2日目 — スカイダイビング …… 06
- 3日目 — ドルフィンテール …… 07
- 4日目 — グースヒップウォーク …… 12
- 5日目
  - スーパーマン …… 05
  - スカイダイビング …… 06
- 6日目
  - スーパーマン …… 05
  - ドルフィンテール …… 07
- 7日目
  - スーパーマン …… 05
  - グースヒップウォーク …… 12
- 8日目
  - スカイダイビング …… 06
  - ドルフィンテール …… 07
- 9日目
  - スカイダイビング …… 06
  - グースヒップウォーク …… 12
- 10日目
  - ドルフィンテール …… 07
  - グースヒップウォーク …… 12
- 11日目
  - スーパーマン …… 05
  - スカイダイビング …… 06
  - ドルフィンテール …… 07
- 12日目
  - スーパーマン …… 05
  - ドルフィンテール …… 07
  - グースヒップウォーク …… 12
- 13日目
  - スーパーマン …… 05
  - スカイダイビング …… 06
  - グースヒップウォーク …… 12
- 14日目
  - スカイダイビング …… 06
  - ドルフィンテール …… 07
  - グースヒップウォーク …… 12

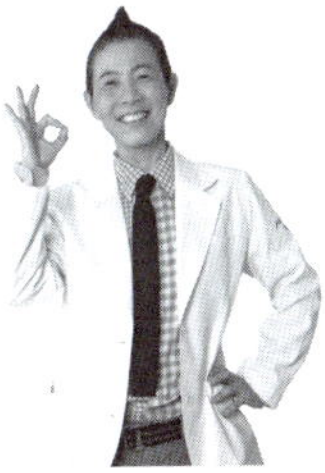

プログラム開始時点と14日目で
どんな変化がありましたか?
ポーズの完成度、心地よさ、体形の変化など
気づいたこと、感じたことをメモしながら
日々のメニューを実践してみて!

ヒップアップ

- 1日目 — クワトロアップ …… 09
- 2日目 — ダイヤモンドアップ …… 10
- 3日目 — スケーターズヒップ …… 11
- 4日目 — ワイドヒップリフト …… 13
- 5日目 — クワトロアップ …… 09 / ダイヤモンドアップ …… 10
- 6日目 — クワトロアップ …… 09 / スケーターズヒップ …… 11
- 7日目 — クワトロアップ …… 09 / ワイドヒップリフト …… 13
- 8日目 — ダイヤモンドアップ …… 10 / スケーターズヒップ …… 11
- 9日目 — ダイヤモンドアップ …… 10 / ワイドヒップリフト …… 13
- 10日目 — スケーターズヒップ …… 11 / ワイドヒップリフト …… 13
- 11日目 — クワトロアップ …… 09 / ダイヤモンドアップ …… 10 / スケーターズヒップ …… 11
- 12日目 — クワトロアップ …… 09 / ダイヤモンドアップ …… 10 / ワイドヒップリフト …… 13
- 13日目 — クワトロアップ …… 09 / スケーターズヒップ …… 11 / ワイドヒップリフト …… 13
- 14日目 — ダイヤモンドアップ …… 10 / スケーターズヒップ …… 11 / ワイドヒップリフト …… 13

下腹やせ

- 1日目 — スッキリZ …… 03
- 2日目 — オンリーニー …… 04
- 3日目 — グースヒップウォーク …… 12
- 4日目 — スッキリZ …… 03
- 5日目 — オンリーニー …… 04
- 6日目 — グースヒップウォーク …… 12
- 7日目 — スッキリZ …… 03 / オンリーニー …… 04
- 8日目 — スッキリZ …… 03 / グースヒップウォーク …… 12
- 9日目 — オンリーニー …… 04 / グースヒップウォーク …… 12
- 10日目 — スッキリZ …… 03 / オンリーニー …… 04 / グースヒップウォーク …… 12
- 11日目 — スッキリZ …… 03 / オンリーニー …… 04 / グースヒップウォーク …… 12
- 12日目 — スッキリZ …… 03 / オンリーニー …… 04 / グースヒップウォーク …… 12
- 13日目 — スッキリZ …… 03 / オンリーニー …… 04 / グースヒップウォーク …… 12
- 14日目 — スッキリZ …… 03 / オンリーニー …… 04 / グースヒップウォーク …… 12

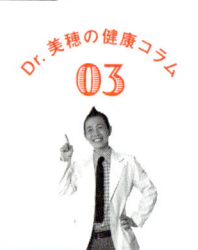

Dr.美穂の健康コラム

03

女性ホルモンの枯渇が「老化」と「病気」を招く

私たち女性の人生と切っても切り離せないのが、女性ホルモンの一種・エストロゲン。閉経以降のステージにおいては、美容や健康上の問題の多くにエストロゲン不足が関与しています。

しっとりと潤った肌や、艶やかでボリュームのある髪は、女性らしさを作るエストロゲンのおかげ。しかし、閉経してその分泌量が急激に減少すると、肌にシワやくすみ、乾燥が現れ、髪がパサついて細くなります。

また、エストロゲンはコレステロール値を抑える働きもあります。なぜなら、コレステロールはエストロゲンのもとになる成分であり、エストロゲンが分泌される間は、コレステロールが材料としてどんどん使われるからです。ところが、閉経してエストロゲンが減少すると、コレステロール値が上がって脂質異常症になり、そこから動脈硬化を招くことも。さらに、骨粗鬆症もエストロゲンの減少と深い関係が……。

エストロゲンは、閉経後15年ほどで男性のエストロゲン値まで低下し、その後は男性よりも少なくなってしまいます。ちょっとショックですよね。

人生後半戦もキラキラと過ごすためには、女性ホルモン減少への備えが必要不可欠なのです。

Part

4

心と体の不調スッキリ!

毎日ヨガ生活

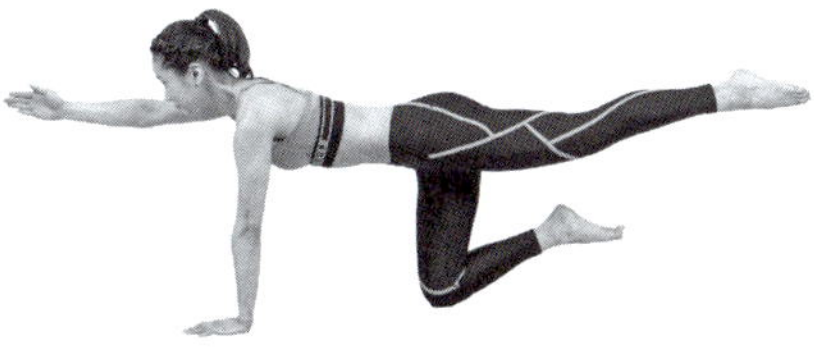

悩ましい不調もヨガで解消 はじめた人から人生が変わる！

PMS（月経前症候群）や生理痛がつらい。肩や腰、頭が痛い。イライラする。疲れがとれない、眠れない――。

私たち女性は、年齢を問わず、こうした**病院に行くほどでもないけれど気になる不調**を抱えがちです。

その理由の1つは、女性の体と心が女性ホルモンのリズムによって大きく影響を受けているから。1カ月の生理周期の間にホルモンの分泌のバランスが変わり、さらに一生のうちにも分泌量が大きく変化します。

もう1つは、人生のステージによって生活が大きく変わり、そのたびに体と心に大きな負担やストレスを受けやすいからです。とりわけ、結婚や妊娠・出産というライフイベントがある性成熟期、そして更年期から閉経の時期は、生活の変化と心身の変化が重なり、肉体面でも精神面でも不安定になりやすい時期。現代では、フルタイムで働きながら「妻」や「母」としての役割を果たしている女性も多く、ちょっとした不調は日常茶飯事という人も少なくないようです。

こうした不調に対し、女性の多くは「体質だから仕方がない」「少しくらいなら我慢できる」と、あきらめたり、放置したりしています。

でも、ちょっと待って。病院に行くほどではなくとも、その「ちょっとした不調」でQOL（クオリティ・オブ・ライフ＝生活の質）が低下していないでしょうか。

悩ましい不調がなくなれば、もっともっと人生の楽しい時間を増やせるはずです。

ヨガは、女性特有の「つらい」「痛い」といった症状に対して効果を発揮します。

ヨガの最大の特徴は、ゆったりとした呼吸。とくに、息をしっかり「吐く」ことで副交感神経が優位になり、ストレスや緊張を上手にリリースできるリラックスしやすい体質を作ります。

また、ゆっくりとした動きで筋肉をほぐし、柔軟性も養います。硬くなっていた筋肉がほぐれると、血流がよくなり、コリや痛みが改善していくのです。

女性の不調の９割は、ヨガによって救われる。

これは、決して大げさな言葉ではありません。診療とヨガ指導を長年にわたって続けてきた経験から、私はそう確信しています。

不調解消ヨガ

01

生理痛

鼠径部《そけいぶ》を走る腸腰筋《ちょうようきん》に血流を集めることで**骨盤腔内《こつばんくうない》のうっ血が解消し、骨盤まわりのだる重さや冷えからくる生理痛がやわらぎます**。

一方、骨盤の位置が頭より高くなるようなポーズは子宮内の血液が腹腔内に逆流する可能性が高くなるので、生理中にはおすすめできません。

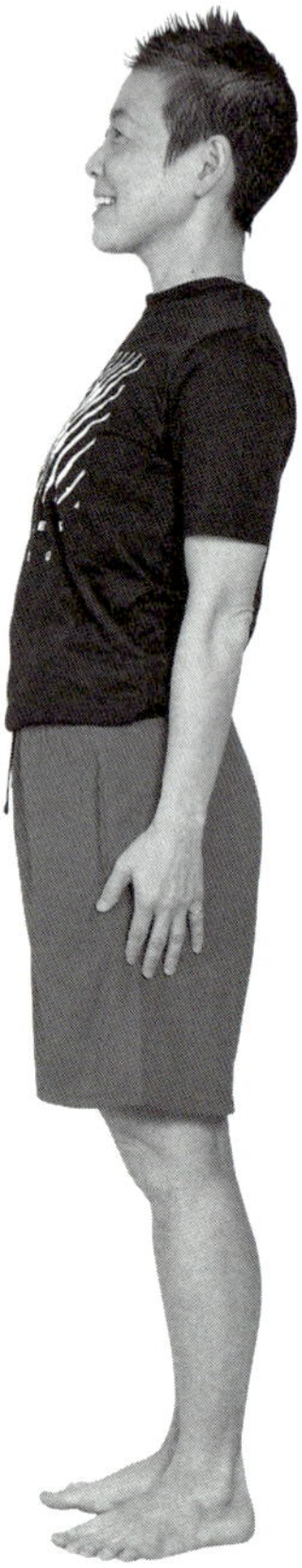

1

「気をつけ」の姿勢で立つ。

肩からひざまでが
一直線になるのが
理想

2

右脚を大きく
一歩踏み出して
ひざを曲げ、
踏み出した脚に
体重をかける。

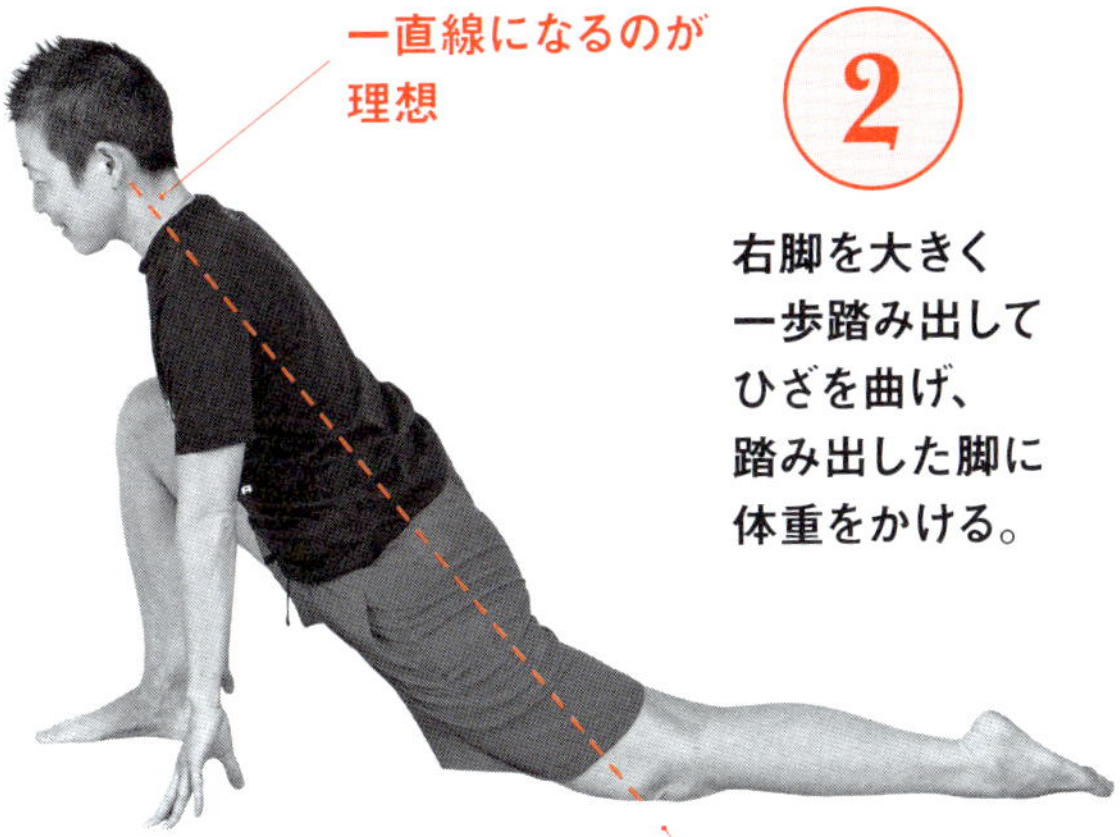

床についた左のひざが
痛い場合は
下にタオルを敷くとよい

3

両手を上げて
上体を起こす。
9 秒キープし、
反対側も同様に行う。

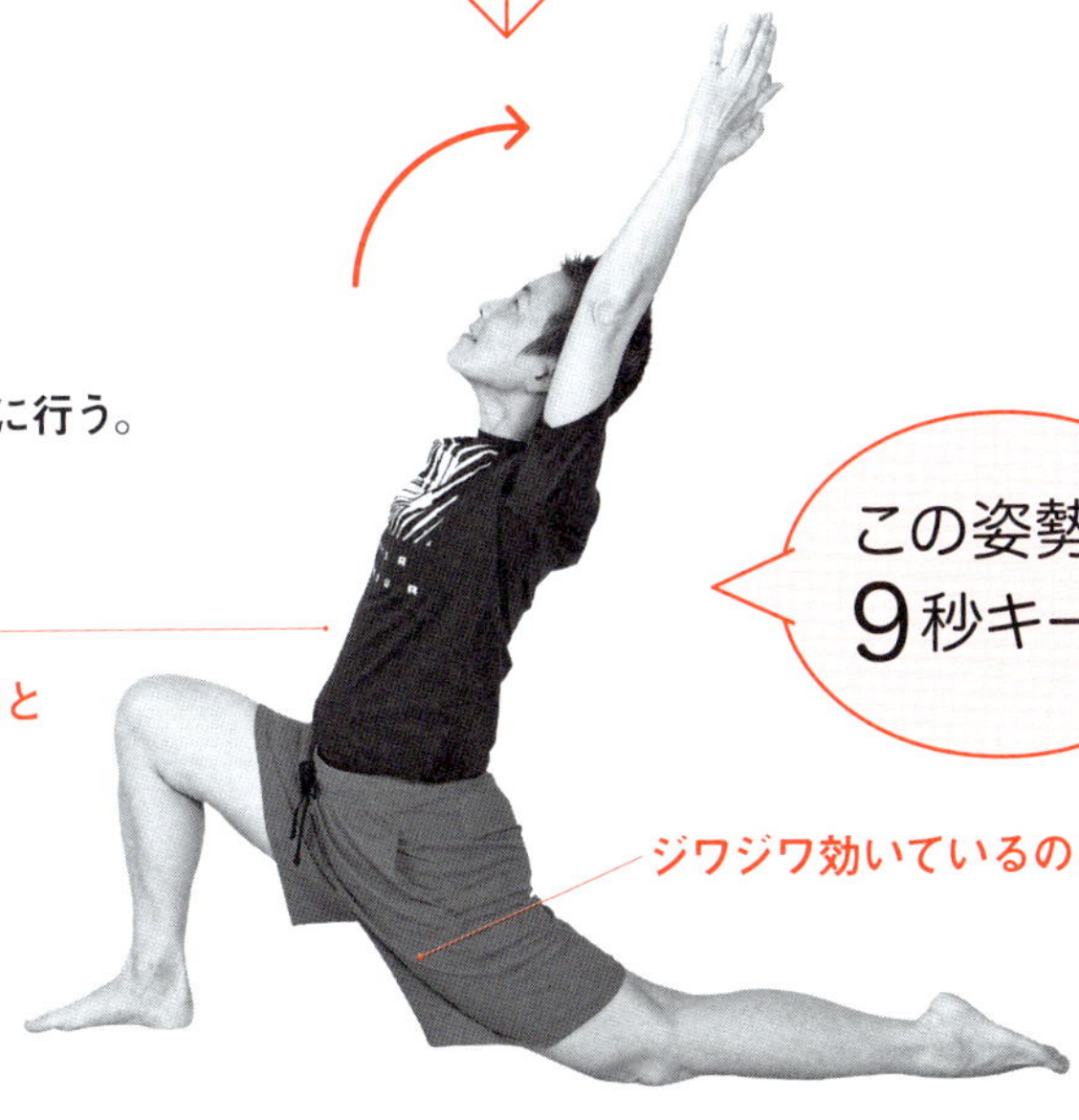

目線を上げ、
おへそが前を
向くようにすると
骨盤が
しっかり立つ

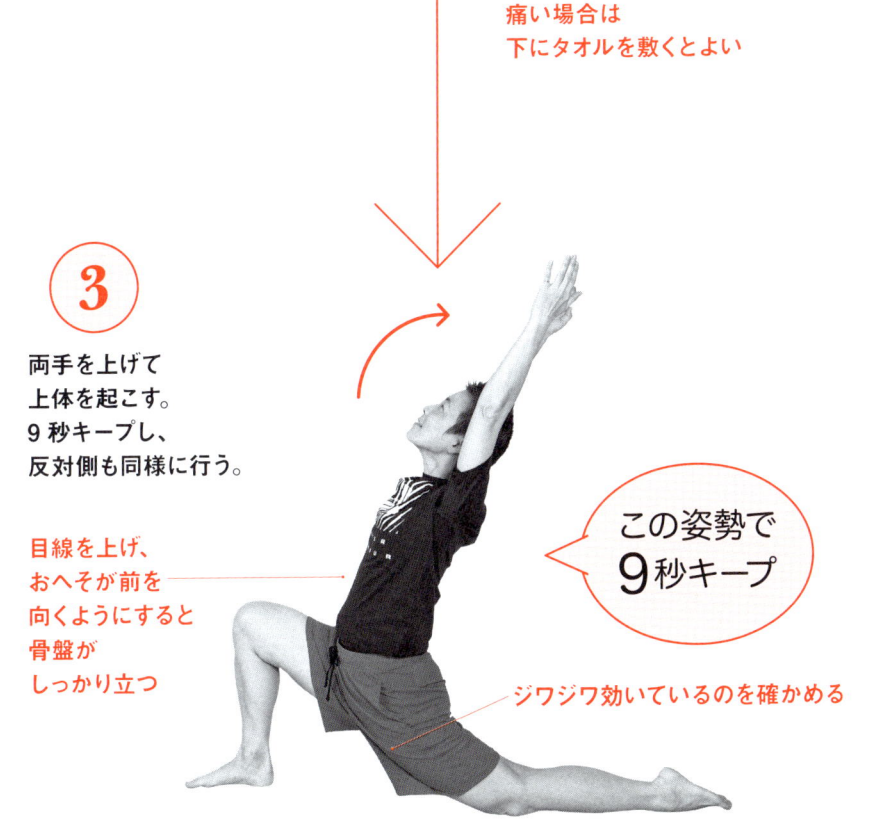

この姿勢で
9秒キープ

ジワジワ効いているのを確かめる

不調解消ヨガ

02

不眠

私たちに眠気が訪れるのは、手足から熱を放出して深部体温（体の内部の温度）が下がったタイミングです。赤ちゃんや子どもの手が熱くなるのは眠たいサインといわれますが、これは大人も同じ。このポーズは**手で足指を握って温めることで、深部体温が下がりやすく、寝つきをよくする効果があります**。寝る前にベッドの上で行うのがおすすめです。

1

手足を心地よく伸ばしてあお向けになる。

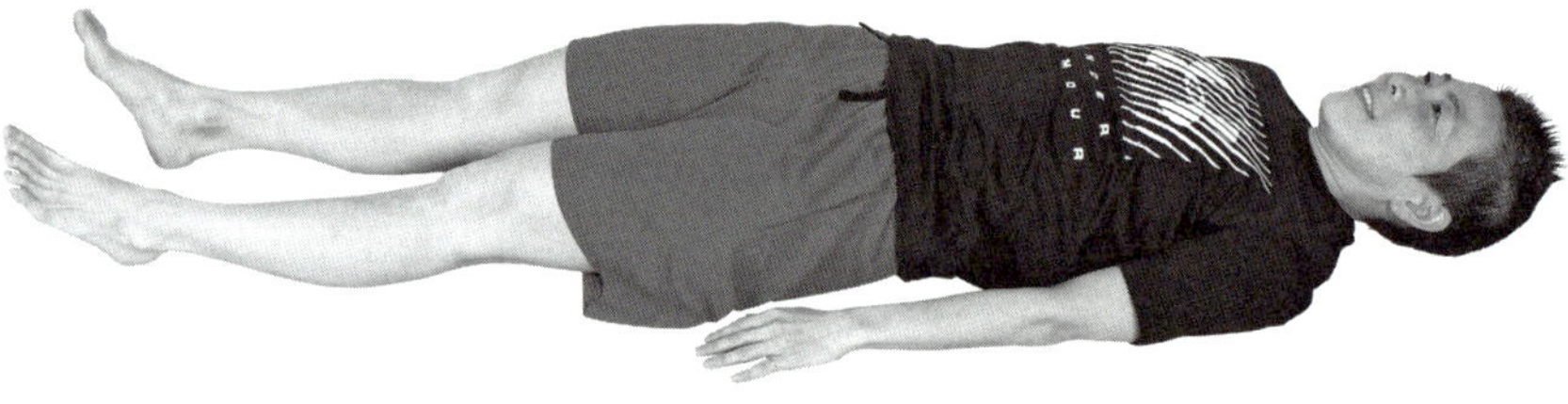

この姿勢で
9秒キープ

ひざを開いて足を
おなかの方に引き寄せ、
手指と足指を
交互に組んで握る。

2

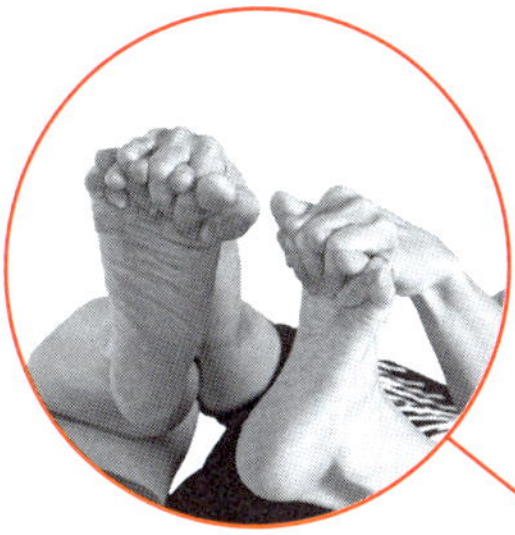

手を足の甲に
かぶせるようにして
足指の間に
手指をかませる

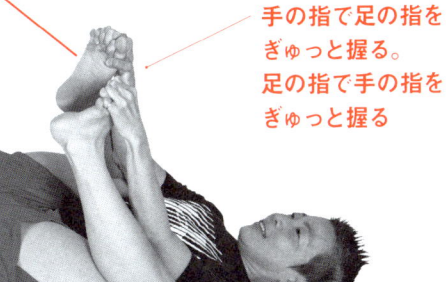

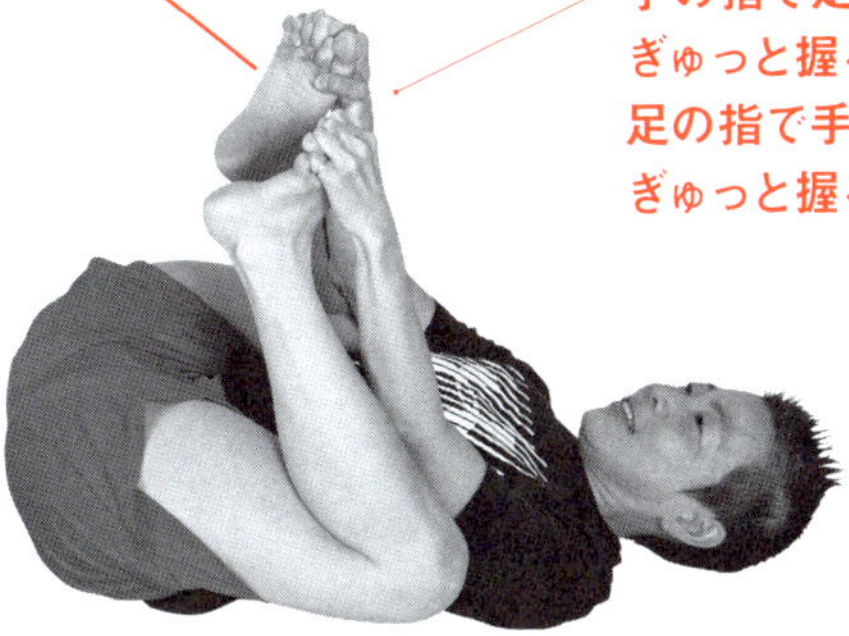

手の指で足の指を
ぎゅっと握る。
足の指で手の指を
ぎゅっと握る

できない人は……

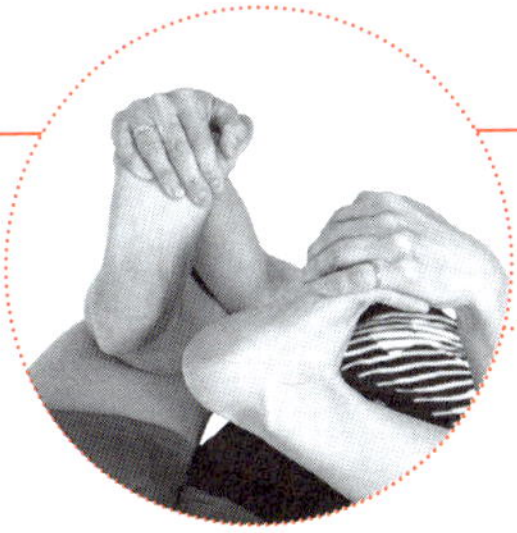

足指と手指が組めなければ
このように上から握るだけでもOK

不調解消ヨガ

03 肩こり

デスクワークや、スマホを見る時間が長くなると、猫背の姿勢になり、肩甲骨が左右に広がったまま動きが悪くなってしまいます。これが肩こりの最大の原因です。肩甲骨を動かさない生活が続くと、**可動域が狭くなり、柔軟性が失われて、肩を動かすのがますます億劫になるという悪循環に**。このポーズで肩甲骨を浮かせて、肩関節の可動域を広げましょう。肩こりの予防・改善につながります。

1

イスの背と背中合わせになるように「気をつけ」の姿勢で立つ。

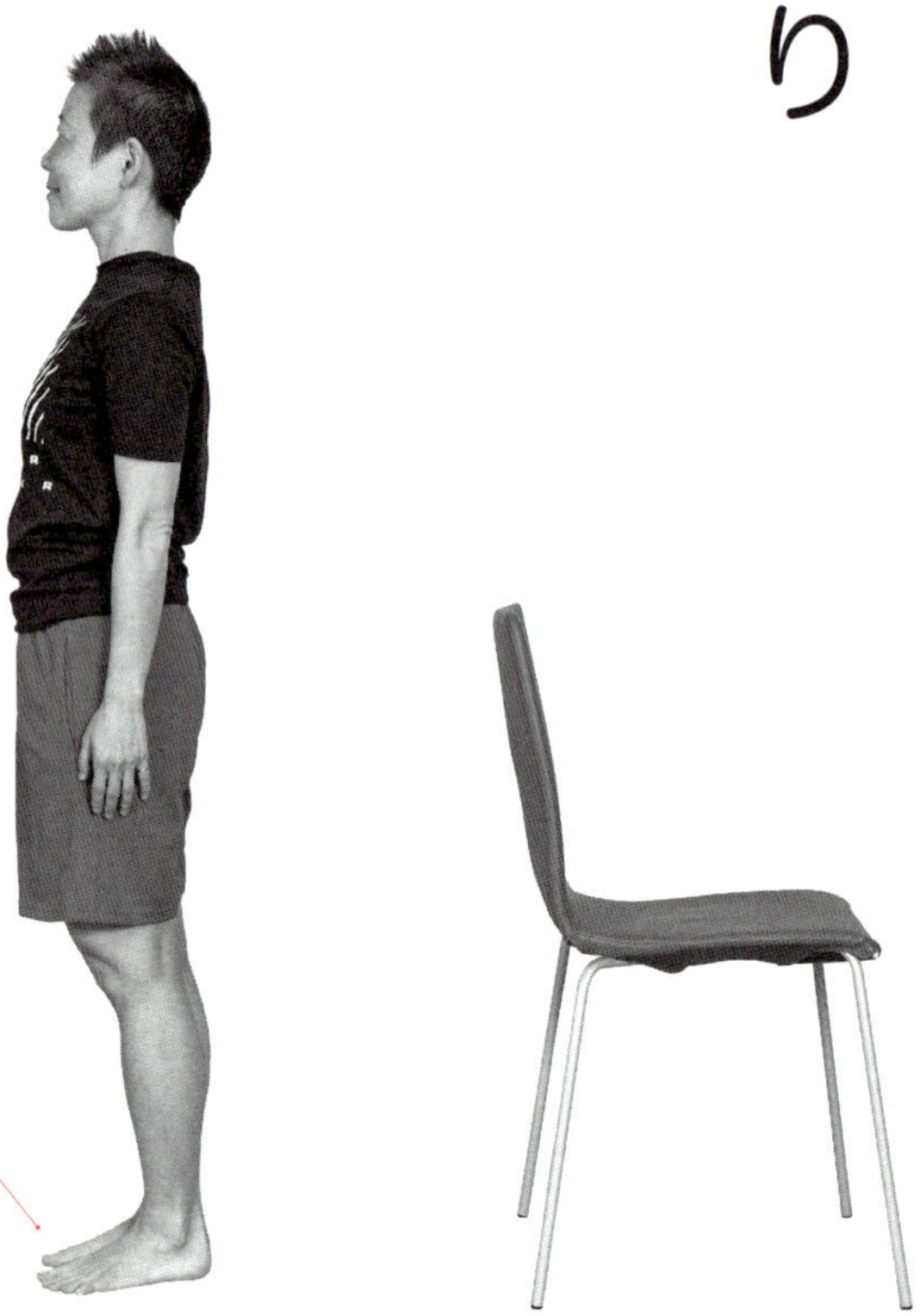

イスから少し離れた位置に立つ

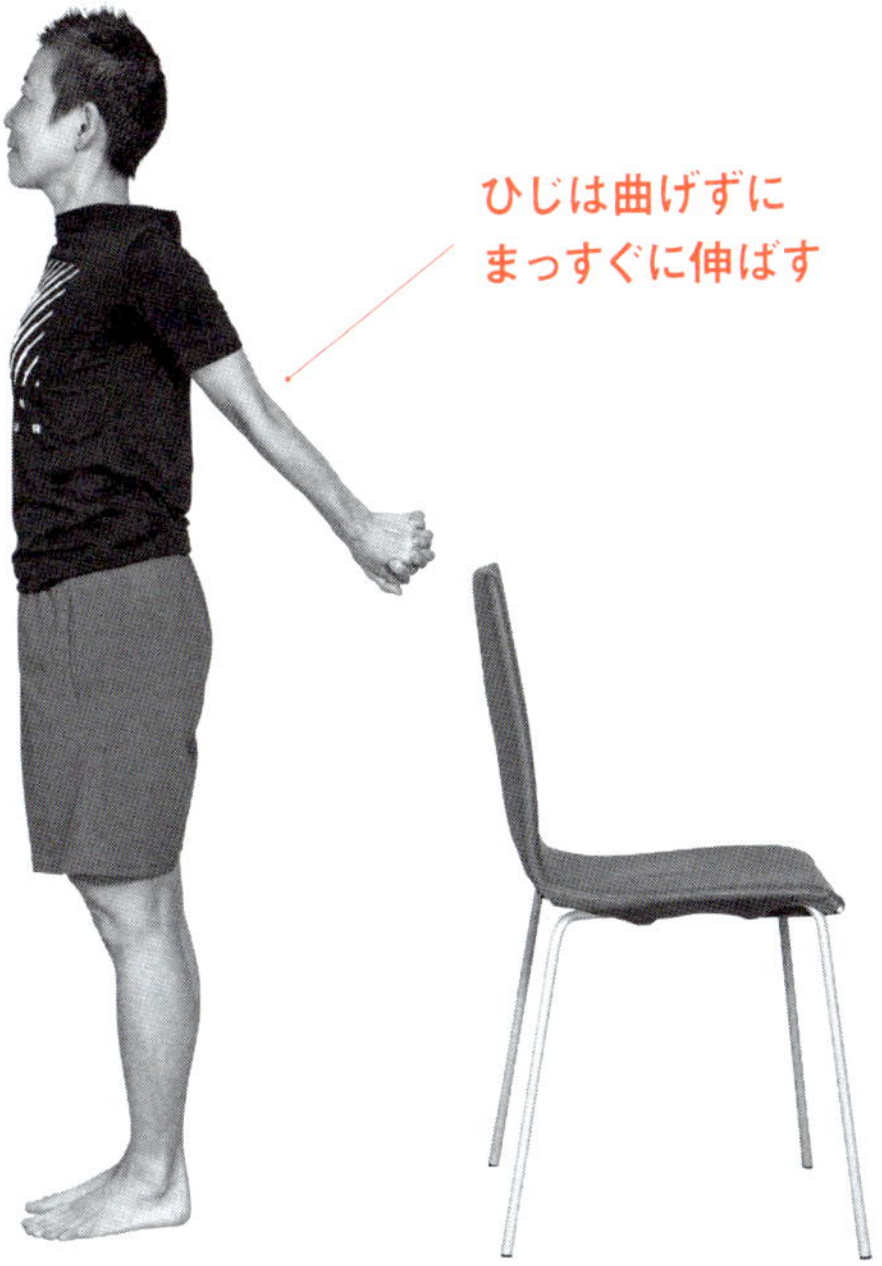

2

後ろで両手を組み、
左右の肩甲骨を
中心に向かって寄せる。

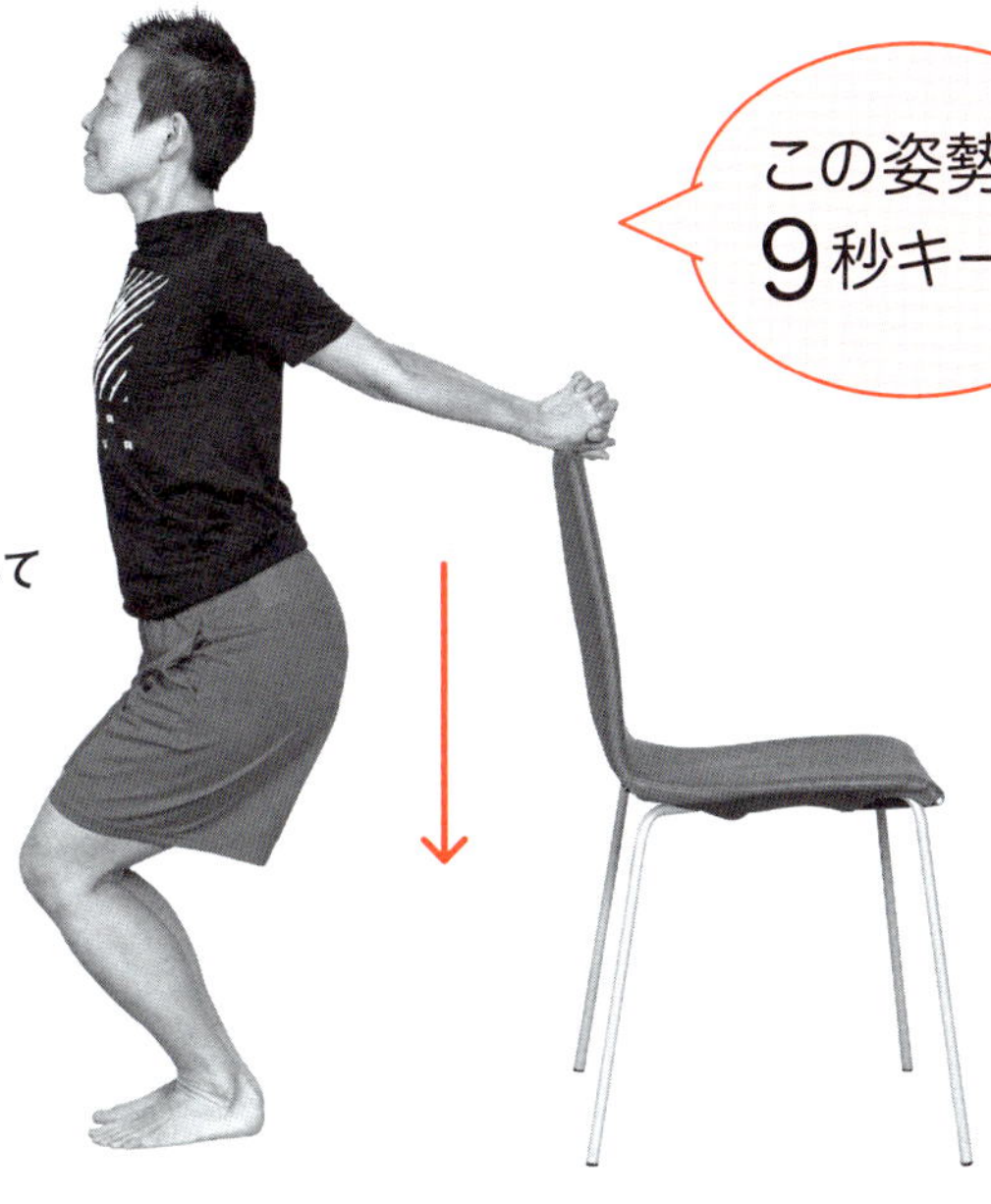

3

そのまま腰を沈め、
イスの背に組んだ
手をのせる。
できれば
手の組み方を反対にして
もう１セット行う。

この姿勢で
9秒キープ

不調解消ヨガ

04 腰痛

私たちの背骨はゆるやかなS字状にカーブし、上体の重みをうまく逃がしながら足の裏で全体重を支えるしくみになっています。しかし、**骨盤が前傾したり後傾したりして本来あるべき位置でなくなると、上体の重みが腰に集中し、慢性的な腰痛の原因に**。骨盤の傾きを引き起こすのは、悪い姿勢や筋力の低下など。このポーズで骨盤の位置を安定させる腹横筋を鍛え、腰痛とサヨナラしましょう。

①〜⑦を9回くり返す

1

四つんばいになる。

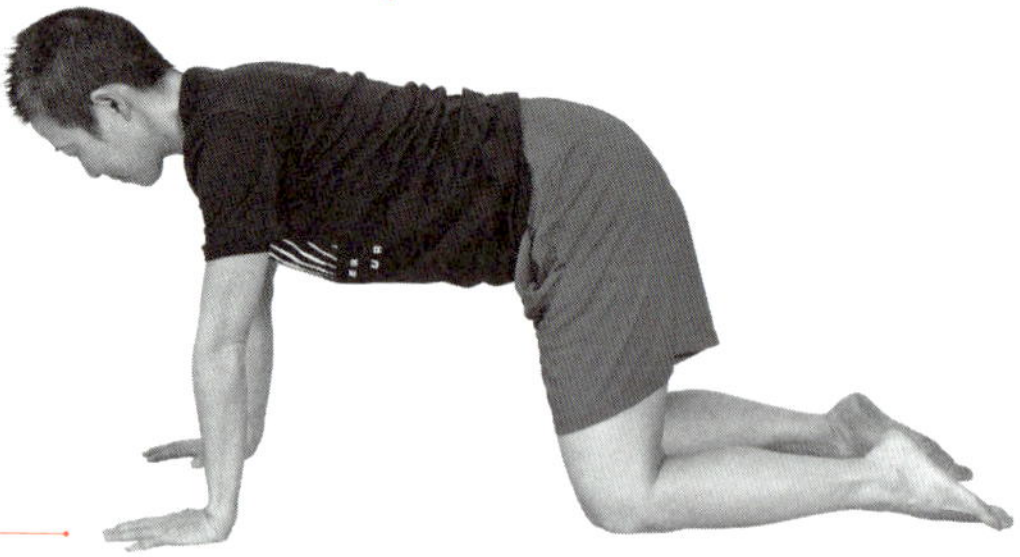

肩の下に手、腰の下にひざがくるように

2

息を吐きながら背中を反らせていく。

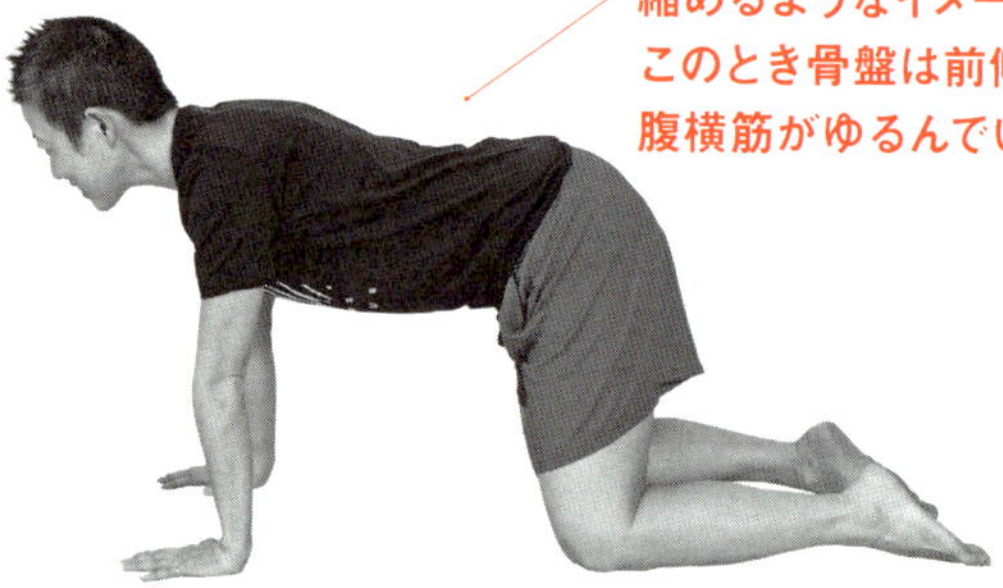

背骨を構成している脊椎の間を一つ一つ縮めるようなイメージで。このとき骨盤は前傾し、腹横筋がゆるんでいる

3

息を吐きながら
さらに背骨を反らせる。

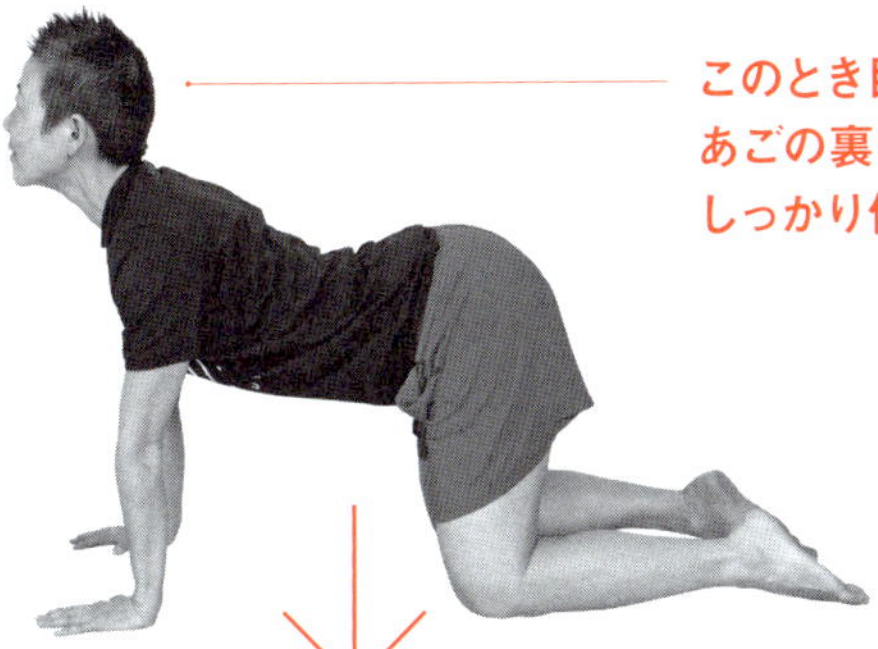

このとき目線を上げ、
あごの裏を
しっかり伸ばす

4

息を吸いながら①の姿勢に戻る。

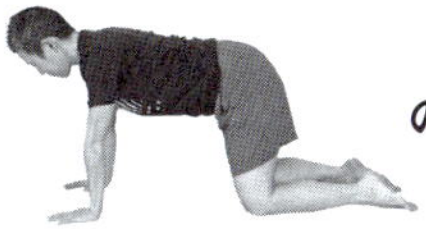

5

①の姿勢から、
息を吐きながら
背中を丸めていく。

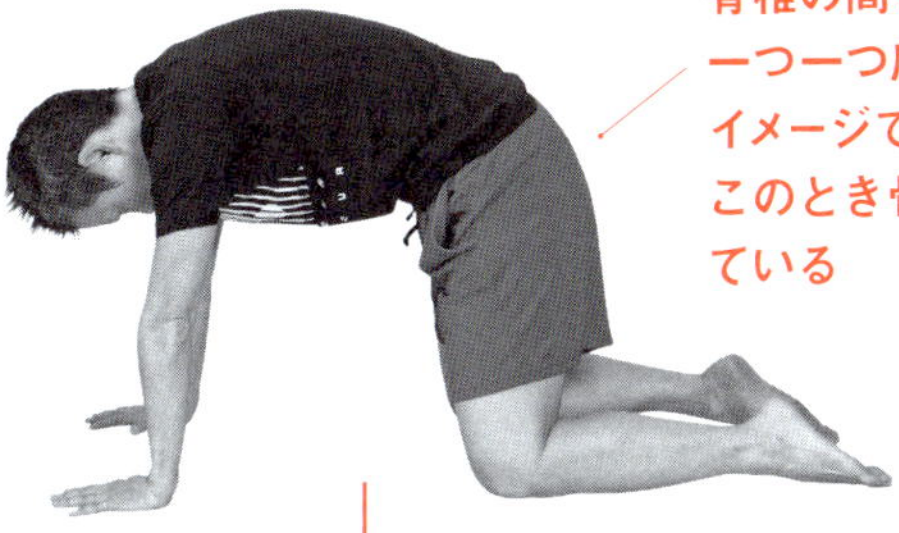

脊椎の間を
一つ一つ広げるような
イメージで。
このとき骨盤は後傾している

6

息を吐きながら
おへそを奥に引き込む

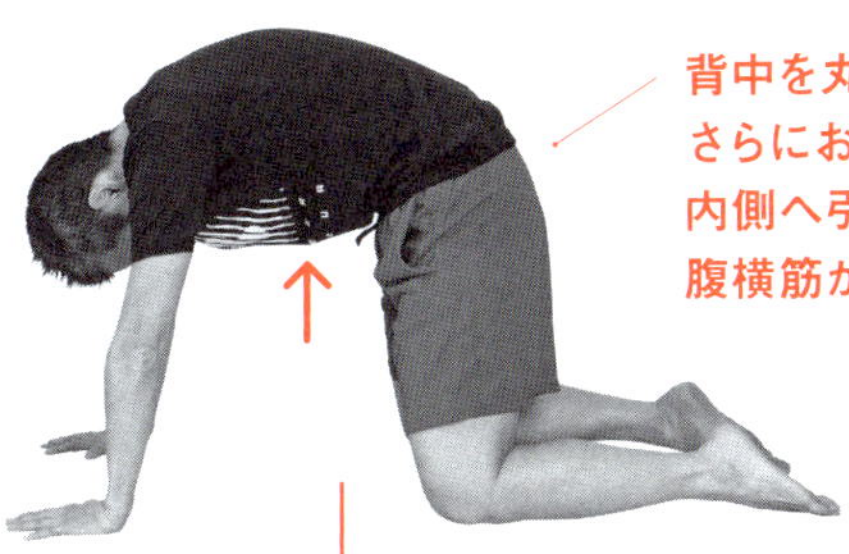

背中を丸めた状態で
さらにおへそをぐっと
内側へ引き込むことで
腹横筋が収縮する

7

息を吸いながら①の姿勢に戻る。

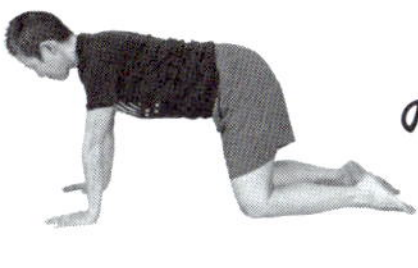

不調解消ヨガ

05

疲れ目

疲れ目の原因は、目のまわりにある筋肉の疲労です。緊張を直接ほぐすマッサージもいいのですが、目のまわりは皮膚も筋肉も薄くてデリケート。実は、**首の後ろの筋肉をほぐすほうがおすすめです**。首まわりの筋肉は、手や指を使わないとなかなか効果的にほぐすことができません。親指で首の縦のラインを意識しながら押していくだけで、目がスッキリしますよ！

1

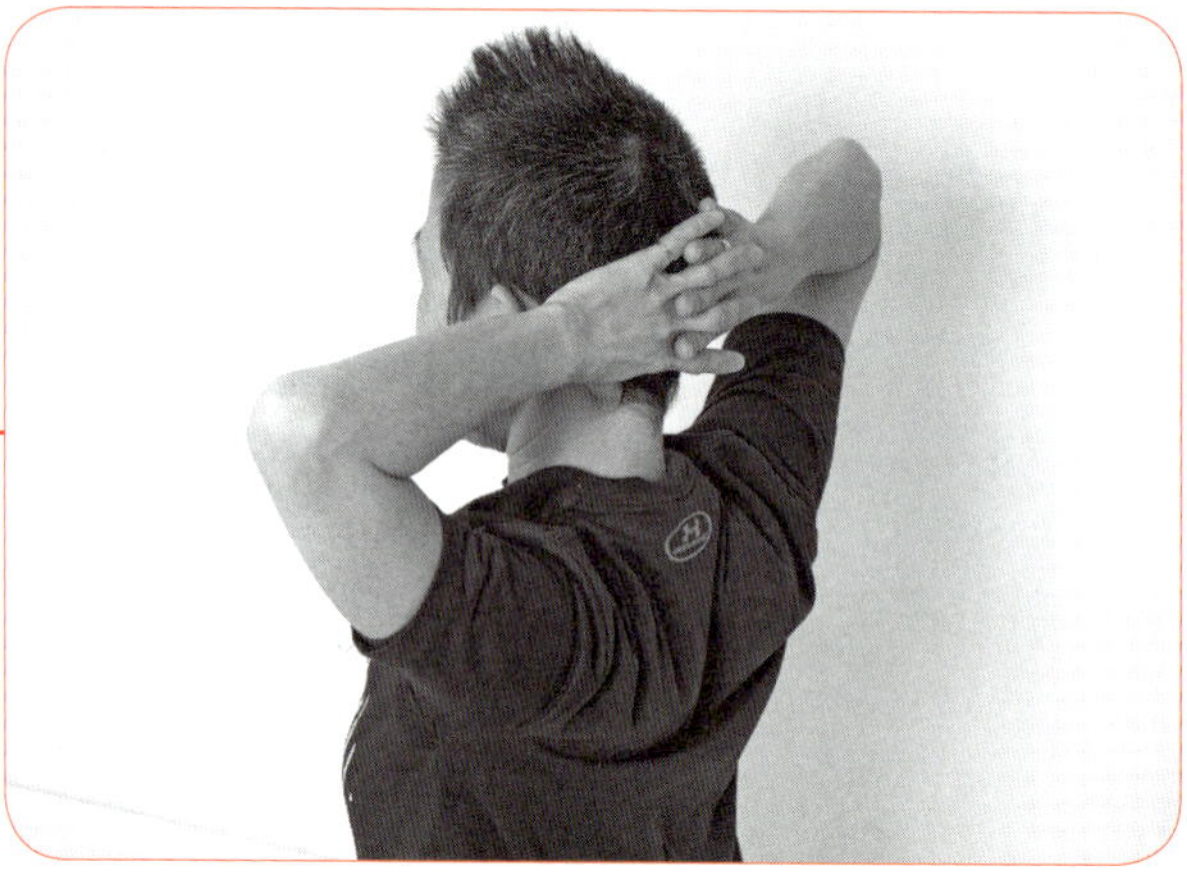

頭の後ろで両手を組み、
親指が首に当たるようにする。

指の位置を変えながら、
硬さのあるところや、
イタ気持ちいいと感じるところを
中心に、まんべんなく
首の筋肉をほぐして！

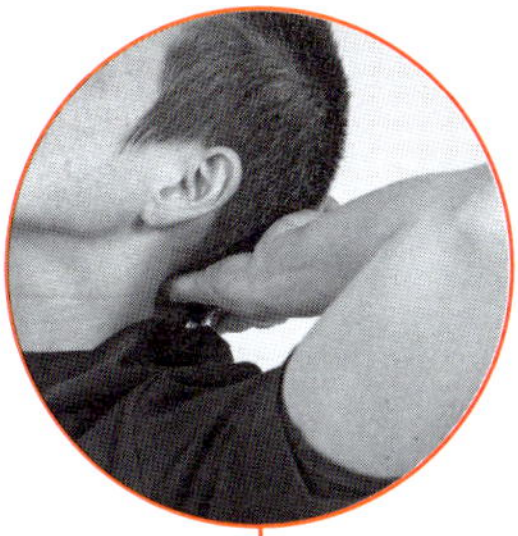

2

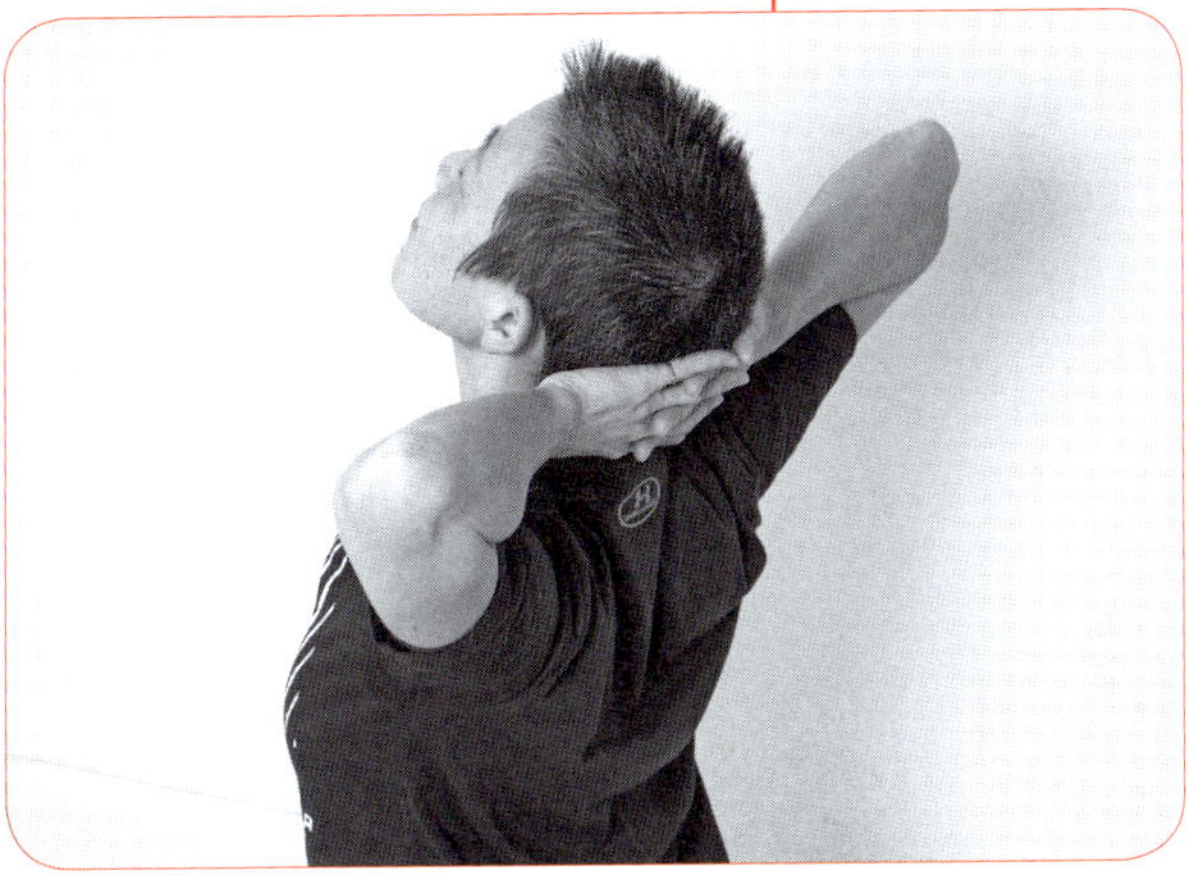

頭を後ろに倒し、
頭の重みを親指に伝えながら
首を押す。

女性ホルモンの変化を上手に乗り切るヒント

女性の健康は、卵巣から分泌される2種類の女性ホルモン、エストロゲン（卵胞ホルモン）とプロゲステロン（黄体ホルモン）の影響を大きく受けています。これらの女性ホルモンが大きく影響するライフステージの変化を上手に乗り切って、女性として健やかな毎日を送るために役立つヒントをお伝えします。

生理

生理前は、プロゲステロンが増える影響で、だるさやむくみなどを感じやすくなります。ビタミンB群やミネラル類のほか、もう1種の女性ホルモン・**エストロゲンに似た働きをするといわれるイソフラボンが多く含まれる大豆製品などを補いながら、栄養バランスのよい食事を心がけてください**。

ＰＭＳは低用量ピルや漢方薬で改善が期待できるので、婦人科への相談をおすすめします。生理痛が急に強くなった、痛み止めが効かなくなった、出血量が急に増えたなどの場合は子宮内膜症や子宮筋腫《きんしゅ》などの可能性が。体調に変化を感じたら、早めに婦人科で超音波検査を受けてください。

妊娠・出産

塩分や糖分、とくに塩分のとりすぎに注意し、タンパク質、ビタミン、ミネラル、脂質など栄養バランスのよい食事を心がけてください。つわりが治まってきたら、食べられるものを少量ずつとります。

アルコールやタバコは控え、サプリメントの服用は医師に確認しましょう。**ヨガなど適度な運動は、体重管理のほか、マタニティブルーの軽減という面からもおすすめです。**

出産後は十分に休養をとりながら骨盤底筋へのアプローチをはじめていきましょう。とくに「ワイドヒップリフト」が産後の方におすすめです。

また、出産直後や授乳中はホルモンの急激な低下により、マタニティブルーや更年期に似た症状が現れることがあります。ほとんどの場合、一時的なもので、いずれ回復しますから、ゆったりした気持ちで過ごすように心がけてください。

更年期

更年期とは、閉経を挟んで前後5年ずつの期間のこと。日本人女性の閉経は平均50・5歳。だいたい45歳から55歳が更年期です。

「卵巣機能の低下」「環境的要因」「本人のキャラクター」などが影響し合って、さまざまな症状が現れる可能性のある時期です。代表的な症状に、ほてり、発汗、冷え、疲労感、頭痛、肩こり、めまい、イライラ、抑うつ気分、意欲低下、腰痛、関節痛、筋肉痛、手のこわばり、むくみ、しびれ、皮膚の乾燥などがあります。

更年期の症状がもっとも強く出るのは、閉経を挟んだ前後2年間。症状がつらい場合は、ホルモン補充療法（ＨＲＴ）などの治療がよく効きます。

ホルモン補充療法とは、分泌量が減少するエストロゲンを体外から補うことで、更年期障害を改善する治療法です。前述のような症状が出ていれば保険適用となり、症状や健康状態に応じて、内服薬（飲み薬）または経皮薬（パッチタイプの貼り薬や、ジェル状の塗り薬）が処方されます。

この治療は骨粗鬆症の予防などにも効果があるので、更年期の症状に悩まされているという方は、我慢せずに、婦人科に相談してみてください。

ところで、大豆イソフラボンが女性に効果的と聞いたことはありませんか？大豆に含まれているイソフラボンという成分は、別名「植物性エストロゲン」。イソフラボンが腸で代謝されて、女性ホルモンのエストロゲンと似た作用をするので、**納豆、豆腐、厚揚げなどの大豆製品を毎日の食事で積極的にとりましょう。**

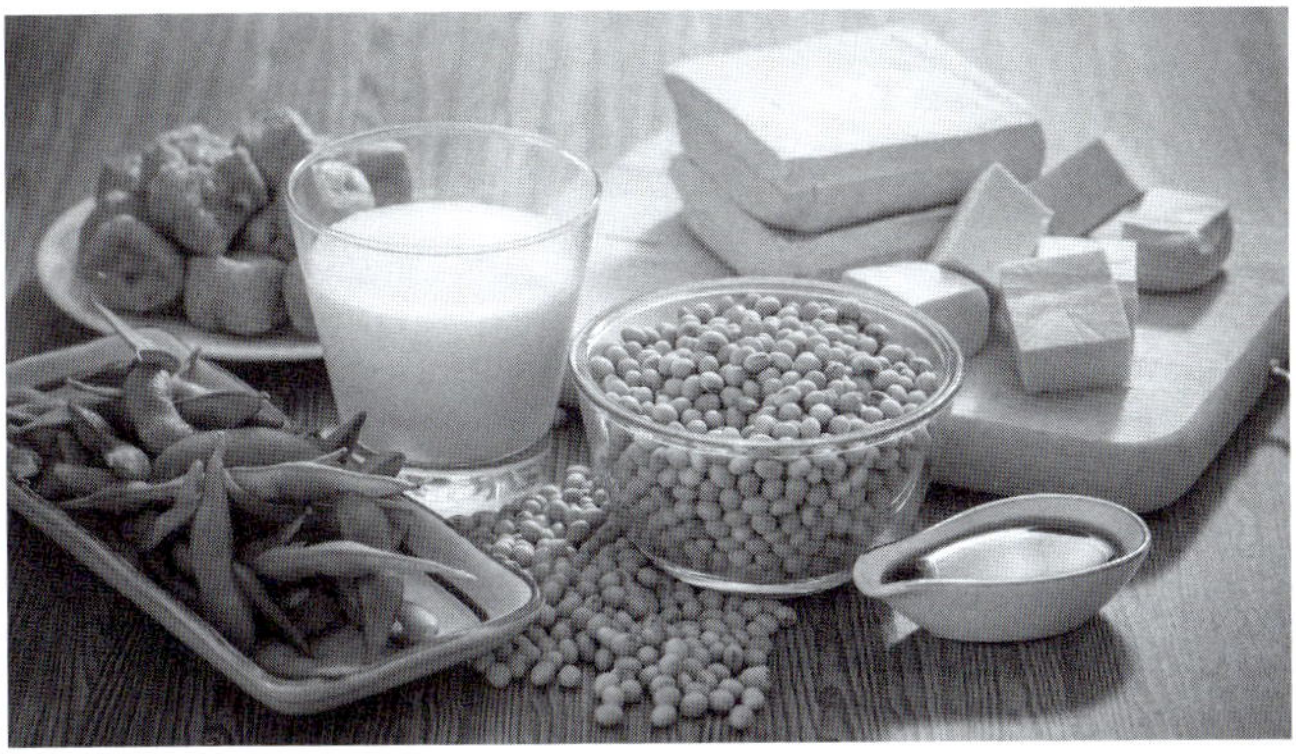

納豆、豆腐、豆乳などの大豆製品は女性の強い味方。
枝豆は、大豆が若い時期に収穫・出荷されるものです。

大豆製品をとることで、近年注目されている成分「エクオール」が作られます。このエクオールは、イソフラボンの一種「ダイゼイン」が代謝する過程でできる成分のこと。

ホルモン補充療法ほどの即効性はないものの、ホットフラッシュやシワの改善作用、骨に対する効果などが報告されています。大豆イソフラボンをエクオールに代謝できない人もいますし、今後「ゆるやかに更年期を迎えたい」という人はエクオールのサプリメントを利用してみてもよいでしょう。

人生100年、めいっぱい輝くために ヨガでもっと自分の体を愛そう

ここまで見てきたように、女性のホルモンは、一生のうちにも、毎月の周期のなかでも変動しています。その影響で**調子がいい時期と悪い時期があるのが自然です。まず、そのことを知っておいてくださいね。**

そしてPMSや更年期の症状が現れたときも、「ホルモンバランスのせいでイライラしちゃったり、ミスったりするかも。そのときは助けてね！」とあっけらかんと言えるくらいに開き直ってほしいと思います。

一方、調子がいい・悪いという状態を無自覚にくり返していくのは、体のなかにブラックボックスを抱えたまま過ごしているようなものです。

ブラックボックスを開け、「女性ホルモンの影響」というシンプルな答えにたどりついたら、あとは対策を立てていくだけ。その対策のひとつが、ヨガなのです。

ヨガには勝ち負けもゴールもありません。だからいつまでも続けることができます。続けていくうちに「今日は肩がつっぱるな」「今日はスムーズに動くな」など、体の

変化がわかるようになります。

もし疲れているとわかれば、ゆっくりお風呂に入ったり、早く寝たりと自分に必要なことを自分で選択できますよね。

ヨガを通して、自分の体が今どうなっているのかに関心を持ち、さらにこの先10年、20年、50年後の体をイメージする。この姿勢が、自分の体を愛し、責任を持つということです。

ヨガを続けることで自分の体の声を聴き、人生１００年といわれるこれからの時代を健やかに過ごしてくださいね。

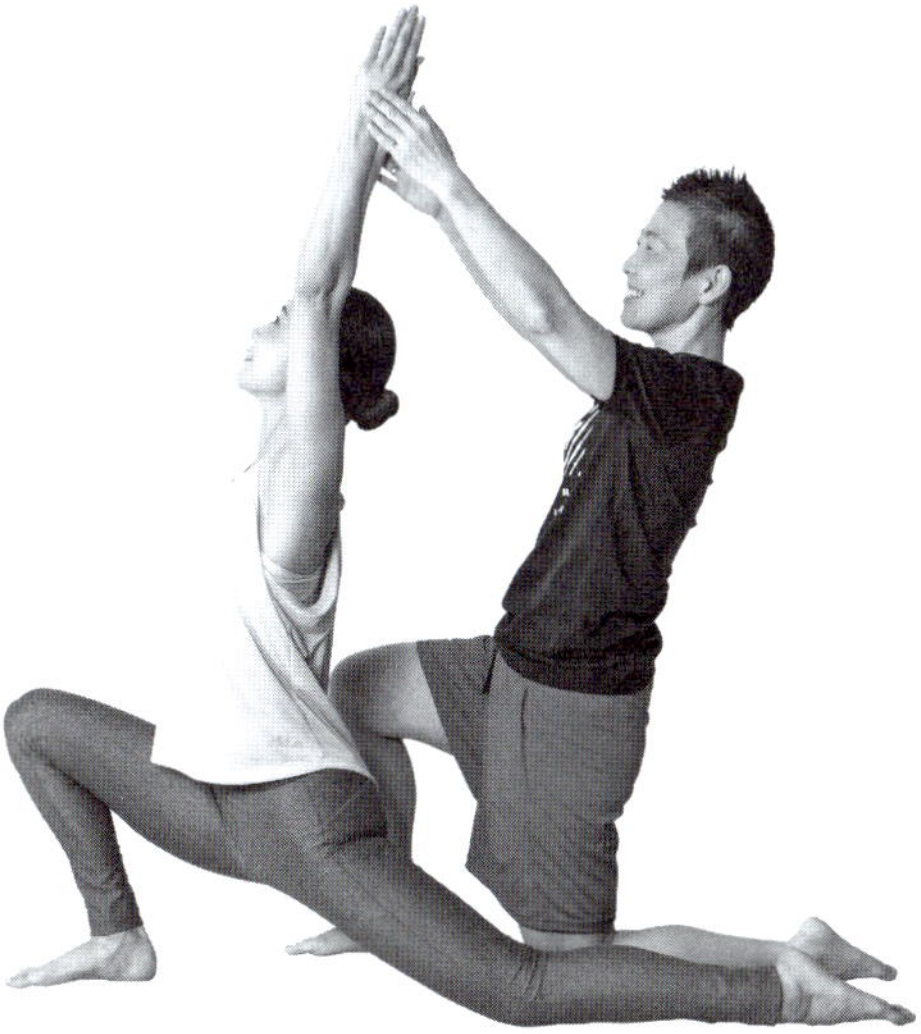

Epilogue

最後まで読んでくださり、ありがとうございました。

妊娠や出産を経験する女性にとって、骨盤底筋が受けるダメージはもはや宿命でしょう。産前・産後の女性は、骨盤底筋に負担をかけることから、尿もれの症状が数カ月続く人も少なくありませんし、更年期以降の多くの女性も、尿もれで人知れず悩んでいます。

骨盤底筋の機能障害はＱＯＬ（クオリティ・オブ・ライフ＝生活の質）を著しく低下させます。しかし、症例が多いにもかかわらず、日本の医療の現場では骨盤底筋に対する積極的で効果的なアプローチが多くありません。

超高齢社会に突入した日本において、女性が最後まで自分らしい人生を楽しめるように、骨盤底筋に対する正しい理解とケアの方法を広く伝えたい――。

その一心で、この本を書き上げました。

現在は情報過多の時代です。洪水のように浴びせられる玉石混交の情報のなかから何を選択するのか。有益な情報を見極め、間違った情報をスルーできるか。それが、私たちの未来を左右するといっても過言ではありません。

情報は「絶対に正しい」「ほぼ正しい」「まず違うだろう」という3つに大別できます。そのなかで、「絶対に正しい」ということはほぼ覆りません。選ぶべきは、その覆らない部分、今回でいうなら解剖学的な見解です。情報に接するときは「その情報はだれが言っているのか」「エビデンス（根拠）や裏づけはあるのか」に注目し、選ぶに値するものを選択していただきたいと思っています。

最後になりましたが、この本をまとめるにあたり、モデルを引き受けてくださった伊賀真奈美さんをはじめ、たくさんの方々にご協力いただきました。この場を借りて御礼申し上げます。

この一冊が、あなたの人生をより豊かにし、輝かせることに役立てたなら、これほど嬉しいことはありません。

自分の人生は自分で選択し、自分で作っていくもの。皆さんのこれからの人生に、この本をお役に立てていただければ幸いです。

著者

高尾美穂（たかお・みほ）

女性のための統合ヘルスクリニック、イーク表参道副院長。医学博士、産婦人科専門医、スポーツドクター。東京慈恵会医科大学大学院修了。同大学付属病院産婦人科助教をへて現職。産婦人科外来に携わるほか、女性アスリートのメディカルサポートなどを行う。ヨガを長年愛好し、診療のかたわらヨガマスターとして、医師として、各種講座・講演活動で全国を飛び回る日々。

STAFF

アートディレクション：加藤京子（Sidekick）
デザイン：我妻美幸（Sidekick）
撮影：岡田ナツ子
ヘアメイク：舟生美帆（オン・ザ・ストマック）
モデル：伊賀真奈美
衣裳協力：UNDER ARMOUR
イラスト：オカダミカ　湯沢知子
編集協力：有留もと子　五十嵐有希
編集：三宅礼子
校正：株式会社円水社

超かんたんヨガで若返りが止まらない！

発行日　2019年9月15日　初版第1刷発行
　　　　2022年7月10日　　　第10刷発行

著者　高尾美穂
発行者　竹間 勉
発行　株式会社世界文化ブックス
発行・発売　株式会社世界文化社
〒102-8195　東京都千代田区九段北4-2-29
電話　03-3262-5118（編集部）
電話　03-3262-5115（販売部）
印刷・製本　株式会社リーブルテック

ISBN978-4-418-19420-9
定価はカバーに表示してあります。